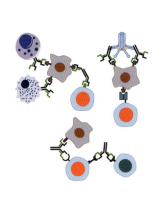

読んで見てわかる

免疫腫瘍学

川崎医科大学呼吸器内科学 主任教授
岡 三喜男

中外医学社

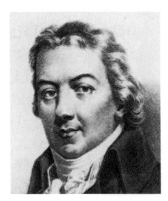

Edward Jenner (1749-1823)

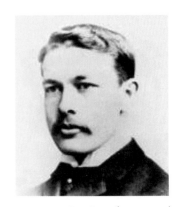

William B Coley (1862-1936)

●●● 発刊にあたって ●●●

　本書『読んで見てわかる免疫腫瘍学』は，これから腫瘍免疫学を学び，がん免疫療法に携わる全医療人のため執筆しました．読者の皆さんと同じように，私も毎日ひとりで外来診療にたち，免疫学，腫瘍免疫学，免疫腫瘍学をどのように学び，自らの実地医療に生かすか常に模索してきました．本書は基礎免疫学から連続して免疫腫瘍学を解説することで，がん免疫療法への理解を深め，さらに臨床研究を始める人達の手助けになるよう配慮しました．本書では，免疫学と免疫腫瘍学の歴史をふり返り，未来のがん免疫療法を担う若手研究者への期待を込めています．

　この約10年間，我々は肺がん患者で恒常的な免疫監視の存在を明らかにし，がんワクチン，制御性T細胞の除去療法，複合免疫療法の臨床試験と医師主導治験を実施しました．また免疫モニタリングを通して，末梢血やがん組織の腫瘍微小環境を解析しました．その免疫応答は個体差をもって，刺激に対し促進と抑制が微妙に変化します．実際，Tリンパ球やBリンパ球には，微小環境に応じて腫瘍を抑制ないし促進するサブセットが存在します．これら免疫系の極めて緻密な個体維持の仕組みには，改めて驚かされます．近年，がん免疫は腸内細菌や免疫細胞のエネルギー代謝との関連が注目され，免疫代謝学の新潮流が生まれてきています．

　日本の研究者は免疫学において，数々の重要なサイトカイン，免疫細胞や関連分子を発見し，世界に冠たる貢献をしてきました．例えば，IgE，IL-2，IL-5，IL-6は，治療薬や標的分子として臨床応用されています．いま世界を席巻している免疫チェックポイント療法も，1992年に本庶佑研究室で発見されたPD-1分子に端を発し，がん免疫療法は免疫賦活型から抑制解除型へのパラダイムシフトによって，がん治療の表舞台に登場しました．

　がん薬物療法の歴史は，1943年のリンパ腫に対するnitrogen mustard（化学兵器），1997年から抗体薬，2001年に小分子標的薬（imatinib）が登場しました．その開発は，正常細胞とがん細胞の相違を革新的な技術によって特定し，その相違分子に対し創薬する潮流が現在も続いています．しかしがんは不均一性を示し，一対一の創薬には限界があります．免疫療法では，無数のレパトアつまりスペクトラムをもつ自らのリンパ球集団を活性化し増殖させ，不均一ながん集団を撃破します．いま免疫学の革新的な発見によって，リンパ球という極めて多様性に富んだ，無数のがん免疫分子標的薬を手にしたのです．がん薬物療法は病理所見に基づくphenotypeからgenotype，そしてimmunotypeへと変遷し，確実にPrecision MedicineとPersonalized Medicineへ向かっていることを実感します．免疫腫瘍学が凄まじい速度で日々進歩している今そして将来，本書が病める人々のためお役に立てることを祈念して止みません．

　最後に，腫瘍免疫学を身近で直接ご指導頂いた中山睿一教授（次頁に紹介）に感謝申し上げます．また上田龍三教授をはじめ，先進的がん免疫療法の班研究でお世話になった班員の先生に厚く御礼申し上げます．そして，がん免疫研究を強力に遂行して頂いた教室員の皆様に感謝いたします．

2017年4月

岡　三喜男

本書の利用について

1) 治療薬の適正使用について

   本書に記載しているがん免疫治療薬の多くは，海外での治験や臨床試験で用いた用量と用法です．本邦での使用については，日本国内で承認された適応疾患，用量，用法を参照して下さい．また，下記に示す厚生労働省からの「最適使用推進ガイドライン」の遵守をお願い致します．

2) 厚生労働省ホームページ

   平成29年2月14日（保医発0214第4号）
   「抗PD-1抗体抗悪性腫瘍剤に係る最適使用推進ガイドラインの策定に伴う留意事項について」
   平成29年2月14日（薬生薬審発0214第1号）
   「ニボルマブ（遺伝子組換え）製剤及びペムブロリズマブ（遺伝子組換え）製剤の最適使用推進ガイドライン（非小細胞肺癌及び悪性黒色腫）について」

3) 現在，免疫学とがん免疫療法の進歩は著しく，日々新しい知見が集積されています．その結果，本書の記載内容が一部において，誤記となる可能性がありますのでご注意下さい．本書の図表は全て著者作で簡略化していますが，誤りなどあれば読者からのご指摘をお待ちしています．

中山睿一教授

[略 歴]

1970年　北海道大学医学部卒業
1974年　北海道大学大学院（病理学，相沢教授）修了
1974年　Memorial Sloan Kettering 癌研究所（Dr. Edward Boyse）
1977年　Memorial Sloan Kettering 癌研究所（Dr. Lloyd J Old）
1985年　長崎大学医学部腫瘍医学講座（珠玖洋教授）助教授
1991年　岡山大学医学部寄生虫学講座教授（免疫学）
2006年　岡山大学大学院医歯薬学総合研究科　腫瘍制御学講座・免疫学分野　教授
2010年〜川崎医療福祉大学教授，川崎医科大学　客員教授

[主な業績]

1. マウス Lyt-2 および -3（CD8 α および β）から成る CD8 分子が，$CD8^+$ T 細胞の細胞傷害性と抗原認識に直接関与する機能分子（コレセプター）であることを発見（PNAS USA. 1979; 76: 1977；PNAS USA. 1980; 77: 2890；Immunol Rev. 1982; 68: 117）．
2. マウス Lyt-2 および -3（CD8 α および β）抗体の *in vivo* 投与により，体内から $CD8^+$ T 細胞を除去できることを世界で初めて明らかにした（J Exp Med. 1985; 161: 345）．同じ号に偶然，L3T4（CD4）抗体の投与によって CD4 が除去された論文が掲載され，2つの研究によって CD4 と CD8 の *in vivo* 解析法が確立した．
3. CTL が認識するマウス白血病固有抗原を初めて同定した（PNAS USA. 1979; 76: 1977-81）．1994年，その抗原が白血病細胞の変異 Akt 分子の非翻訳領域に由来する $H-2L^d$ 結合ペプチド IPGLPLSL であることを明らかにした（J Exp Med. 1994; 180: 1599）．
4. 抗 CD25 抗体の投与により制御性 T 細胞（Treg）が *in vivo* で除去されることを見出し，Treg が腫瘍拒絶を抑制していることを発見（Cancer Res. 1999; 59: 3128）．
5. $CD4^+$ および $CD8^+$ T 細胞の *in vivo* 除去によって，*in vivo* における移植片の拒絶も，クラス I の異なる移植片は $CD8^+$ T 細胞が主として拒絶に関与し，クラス II の異なる移植片は，$CD4^+$ T 細胞が拒絶に関与していることを明らかにした（J Exp Med. 1987; 166: 982；J Exp Med. 1991; 173: 261）．

目次

第I部 免疫学の基本的な知識

1 免疫と免疫反応 …… 2

2 免疫系を担う細胞と組織 …… 5
1) 貪食細胞——好中球　単球　マクロファージ …… 7
   - memo 1　サイトカイン …… 7
   - memo 2　ケモカイン …… 7
2) 好酸球，好塩基球，肥満細胞 …… 8
3) 抗原提示細胞（APC）——樹状細胞（DC）　濾胞樹状細胞（fDC）
   その他の抗原提示細胞 …… 9
4) NK 細胞 …… 11
5) T 細胞（T リンパ球）——細胞傷害性 T 細胞（CTL）　ヘルパー T 細胞（Th 細胞）
   制御性 T 細胞（Treg）　$\gamma\delta$ 型 T 細胞　NKT 細胞 …… 13
6) B 細胞（B リンパ球） …… 19
7) 自然リンパ球 …… 20

3 自然免疫と適応免疫 …… 22
1) 自然免疫 …… 23
2) 適応免疫（獲得免疫） …… 24

4 抗原と抗原認識 …… 25
1) 抗原——自然免疫の抗原　抗原ペプチド …… 25
2) 抗原認識——主要組織適合遺伝子複合体（MHC）分子の構造と機能
   抗原受容体の構造と機能 …… 27

5 T 細胞の活性化と免疫応答 …… 32
1) T 細胞の免疫応答 …… 32
2) $CD4^+$ T 細胞とその亜群 …… 33
3) $CD8^+$ T 細胞 …… 34

6 B 細胞の活性化と免疫応答 …… 36
1) B 細胞の免疫応答 …… 36
2) 抗体産生——T 細胞依存性と非依存性の抗体応答
   抗体のクラス（アイソタイプ）転換〔class（isotype）switching〕 …… 38

7 抗体の構造と機能 …… 41
1) 構造 …… 41
2) 機能 …… 43

8 免疫寛容と自己免疫 …… 46
  1）中枢性寛容 …… 46
  2）末梢性寛容 …… 47
  3）T細胞の免疫寛容——抑制性サイトカイン　免疫チェックポイント …… 47
  4）B細胞の免疫寛容 …… 52
  5）自己免疫とその誘導 …… 52

ひとやすみ ❶ Jennerと種痘伝来，そして種痘の普及 …… 55

第Ⅱ部　腫瘍免疫学

1 がんと免疫 …… 60
2 がん抗原 …… 62
  1）がん抗原の分類 …… 62
  2）がん精巣抗原(CTA)とがん精巣遺伝子(CT gene) …… 65
  3）新生抗原(neoantigen) …… 66

3 がん細胞およびがん抗原の認識と免疫応答 …… 69
  1）自然免疫系——NK細胞　γδT細胞　NKT細胞　腫瘍関連マクロファージ(TAM)
     骨髄由来抑制細胞(MDSC)　好酸球と肥満細胞 …… 69
  2）適応免疫系——樹状細胞と抗原提示　T細胞とその亜群　B細胞 …… 72

4 がんの免疫編集と腫瘍微小環境 …… 78
  1）がん免疫編集 …… 78
  2）腫瘍微小環境(TME) …… 79
  3）免疫微小環境の解析——メラノーマ　肺がん　腎細胞がん　大腸がん　その他 …… 80

5 免疫代謝 …… 86

ひとやすみ ❷ Abbie Lathrop, "The Mouse Woman" of Granby …… 90

第Ⅲ部　免疫腫瘍学

1 がん免疫療法の歴史 …… 95
2 がん免疫療法とその考え方 …… 97
  1）基本的な考え方 …… 97
  2）能動および受動免疫療法 …… 98

3 免疫療法の各論 …… 99
  1）がん治療ワクチン …… 99
  2）樹状細胞ワクチン …… 101

3）T細胞輸注療法──TIL療法　TCR-T細胞療法　CAR-T細胞療法 ………… 102
　　4）Abscopal効果と免疫放射線療法 …………………………………………… 105
　　5）がんの抗体療法 ……………………………………………………………… 106

4　免疫チェックポイント阻害薬の基礎と臨床 ……………………………… 109
　　1）免疫寛容と免疫チェックポイント ………………………………………… 109
　　2）免疫応答の共刺激分子と共抑制分子 ……………………………………… 111
　　　memo 3　B7-CD28スーパーファミリー ………………………………… 112
　　　memo 4　TNF受容体スーパーファミリー（TNFR-SF） ………………… 112
　　3）がんにおける免疫チェックポイント分子──CTLA-4　PD-1　LAG-3
　　　TIM-3　TIGIT ………………………………………………………………… 113
　　4）免疫チェックポイント分子の動態と階層性 ……………………………… 115
　　5）免疫チェックポイント療法の考え方 ……………………………………… 116

5　免疫療法の効果と有害事象 ………………………………………………… 119
　　1）免疫療法の効果──免疫関連奏効パターン　免疫療法の効果判定 …… 119
　　2）免疫療法の耐性因子と効果予測因子──がんのPD-L1発現とTIL
　　　がんイムノグラム　その他の耐性因子 …………………………………… 125
　　3）免疫療法の有害事象──定義と発現機序，治療　各種の免疫療法とirAE
　　　免疫チェックポイント阻害薬による間質性肺炎，稀な有害事象 ……… 133

6　免疫解析法と免疫モニタリング …………………………………………… 142

7　併用免疫療法と複合がん免疫療法 ………………………………………… 145
　　1）従来療法との併用 …………………………………………………………… 146
　　2）複合がん免疫療法──複数の免疫チェックポイント阻害薬の併用
　　　共刺激分子のアゴニスト抗体との併用　代謝酵素薬との併用
　　　その他のT細胞以外を標的とした薬剤 …………………………………… 147

ひとやすみ ❸　Pompeの日本種痘録 ………………………………………… 151

参考書と引用文献 …………………………………………………………………… 153
索　引 ………………………………………………………………………………… 165

第Ⅰ部 ● 免疫学の基本的な知識

　本来，生物あるいは生命には精神学的かつ細胞生物学的に「生の本能」が与えられ，この本能はさらに個体保存本能と種族保存本能に概念的に分けられる．精神学的には，著名なSigmund Freud（独国，1856-1939）は前者を自我本能，後者を性本能と呼び，精神分析に二元論を展開している．生物学的には，個体保存本能の一部は免疫が担い，種族保存本能は不幸にもがんの増殖に関連し細胞の不死化を誘導している．

　俗に言う「免疫」とは，広義には自我本能を支える緻密な仕組みであり，狭義には語源に由来する疫病から免れる仕組みと理解される．したがって「免疫」なる命名は過去の概念で，その緻密な個体保存機構は医学の進歩と共に，その役割が疫病に限らず大きく広がっている．しかし，本質的には自我ないし自己と非自己との相対比較による自己認識には変わりなく，常に**恒常性**（**homeostasis**；homosは同一，stasisは状態）の維持を唯一の目的に作動している．これらのことは社会秩序の維持にも共通するもので，秩序を乱す外敵や内なる反乱者は排除されるのが常である 図1-1 ．

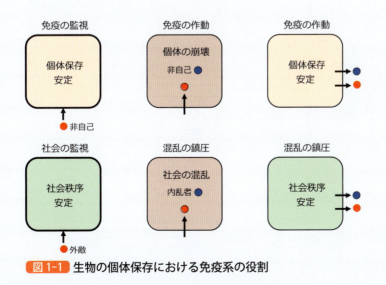

図1-1 生物の個体保存における免疫系の役割

1 免疫と免疫反応

免疫(immunity)は，その字が意味するようにヒトが疫病から免れることを言い，**免疫系**(immune system)は免疫に関わる組織，細胞，分子の集合体をさしている．免疫には，免疫細胞と抗体を介した応答があり，それぞれ**細胞性免疫**(cellular immunity)と**液性免疫**(humoral immunity)と称している．現在では疫病すなわち感染症以外に，アレルギー，がん，自己免疫疾患を含めた多くの疾患で免疫系が関与していることがわかっているが，近年，骨免疫など新しい分野も開拓されている．

本来「免疫」は，紀元前にラテン語の課税や課役"munitas"から免除"im-"されることを意味していた．18世紀末になり欧州から始まった種痘の成功を皮切りに，19世紀に「一度罹ったら，二度は罹らない」**二度なしの一般法則**がLouis Pasteurによって医学的に確立され，現代医学のimmunityへとつながった．日本では1887年に，矢部辰三郎によって初めて「免疫性」という用語が使われ，1890年から「免疫」が使われるようになった．この「二度なしの法則」は，現代の免疫学では**免疫記憶**(immunological memory)として確立されている．この**記憶応答**(memory response)を担うのが，Tリンパ球およびBリンパ球から分化した**記憶細胞**(memory cell)である．

免疫では，免疫細胞の受容体に結合し免疫反応を惹起する自己ないし非自己を**抗原**(antigen)と称し，自己を**自己抗原**(self antigen)と呼んでいる．免疫の基本原則は「自己と非自己の識別」，「非自己への特異的反応」，その結果として「非自己の排除と記憶」の順で免疫反応は進む　図1-2　表1-1．したがって**免疫反応**(immune reaction)には，第1に自己である目印，第2に自己を認識し記憶する必要がある．免疫系は数億年の時を重ね築かれた，極めて巧妙で緻密な要塞であり，常に外来あるいは内在する敵(非自己)を排除して，細胞の共同体である生体の秩序と恒常性(homeostasis)を維持している．

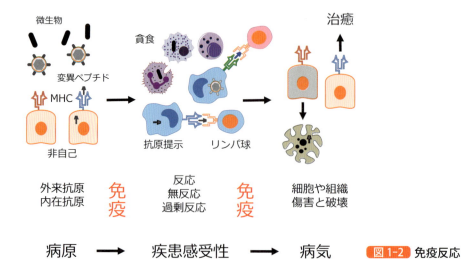

図1-2 免疫反応

表 1-1 免疫の基本原則

- 抗原（非自己）の識別
- 抗原に特異的な反応
- 抗原の排除と記憶

「自己と非自己」はどのように定義されるのか？ まず自己であるという共通の目印が必要である．自己は相対比較の上に成り立ち，比較の対象は病原微生物，動物種，人種，家系，個人間によって異なり，例えばウシの臓器や細胞はヒトによって非自己と認識され免疫系によって排除または拒絶される．ヒトを中心に考えると，ヒトは両親から引き継いだ遺伝子をもち，1つの受精卵が分化と増殖を繰り返し約60兆個の細胞からなる人体を形成する．その約20兆個は血球成分とされ，免疫系の主役であるリンパ球系細胞はその約2兆個を占める．分化とは骨，筋肉，神経，心臓，肝臓など特定の機能をもった細胞集団であるが，同一細胞から派生しているため全ての細胞の構成分子に自己を示す共通したタンパク質が存在する．ヒトでの自己とは，第6染色体短腕にある**主要組織適合遺伝子複合体**（MHC, major histocompatibility complex）によって決定されるタンパク質群である．ヒトMHC分子は特異抗体で同定される白血球抗原として発見されたので，**ヒト白血球抗原複合体**（HLA, human leukocyte antigen complex）と呼ばれ，マウスではH-2分子，ラットではRt-1分子に相当する（☞ p.27参照）．MHC分子にはクラスⅠとクラスⅡがあり，各々に多数の**アロタイプ**（allotype）があり多型に富み（polymorphic），とくに**MHCクラスⅠ分子**は赤血球，神経系，精巣など一部の例外を除いて，全ての細胞に共通して発現し自己の目印となっている．一方，**MHCクラスⅡ分子**は主に抗原提示細胞に特異的に発現している．すなわち細胞上ではMHC分子は自己である目印でもあり，さらに個人間を識別する目印でもある．免疫細胞が自己と認識するのは，MHC分子だけではなく，自分の体を構成するタンパク質やペプチドである．したがって，免疫細胞は自己と異なったMHC分子，変異したタンパク質や変異ペプチドは非自己として排除する 図1-2．

　「非自己への特異的反応」を惹起するためには，まず自己と非自己の両方を対比して認識し記憶する必要がある．生涯にわたってヒトが自己と認識するには，免疫系は自己の目印であるMHC分子と正常細胞の構成分子を記憶しておくことが必須となる．そのため免疫反応の主役であるリンパ球は，分化の早い段階で自らのMHC分子を認識した集団だけが生存し（**正の選択，positive selection**） 図1-3，免疫系を生涯維持し続けている．一方，自己抗原に対して強く反応する有害なリンパ球は，分化の過程で選択除去されるか（**負の選択，negative selection**） 図1-3，または末梢で除去される機構が構築されており（末梢性寛容），自己の認識と記憶によって定常状態（非炎症時）では，免疫系は自己に対して免疫反応を起こすことはない（**自己寛容，self-tolerance**）．しかし一旦，非自己を認識したリンパ球は活性化と共に増殖と分化を経て，非自己の排除に向かう大きな集団と非自己を記憶する小さな集団へ分化する．前者は**エフェクター機構**（effector mechanism），後者は**記憶応答**

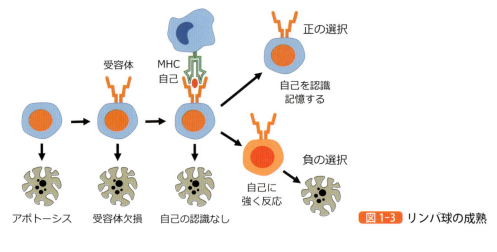

図1-3 リンパ球の成熟

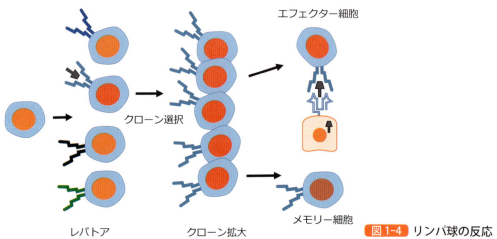

図1-4 リンパ球の反応

（memory response）と呼ばれて，将来，リンパ球が同じ非自己に遭遇すると迅速に再活性化する 図1-4 ．

　免疫反応を起こす抗原は無数にあり，その一つひとつに対応するリンパ球が存在し，全リンパ球が認識できる抗原数は約 10^9 とも言われている（**リンパ球レパトア，lymphocyte repertoire**）．また，1つの抗原に応答するリンパ球は 10^5〜10^6 個に1個が選択され（**clonal selection**），抗原特異的に分裂して数千個にまで増殖する（**clonal expansion**） 図1-4 ．

　「非自己の排除」は，非自己の種類によって免疫系による排除機構が異なっている 図1-2 ．感染症では，細胞外の病原微生物であれば**貪食細胞**（phagocyte）に取り込み消化し，細胞内感染では感染細胞が排除される．体内では，正常から変異したタンパク質をもつ細胞は非自己として認識され排除される．例えば，遺伝子変異によって変異したタンパク質や変異ペプチドは非自己として認識され，がん細胞は免疫系によって排除される．このように免疫系は，恒常的に自己と非自己を認識し免疫監視を維持している．

2 免疫系を担う細胞と組織

　免疫系を担う全ての細胞は，骨髄の**多能性造血幹細胞**（HSC，hematopoietic stem cell）に由来し，これを源としてそれぞれの機能を有する細胞へ分化したものである 図1-5 ．造血幹細胞は，最初にリンパ系共通前駆細胞と骨髄系前駆細胞に分化し，さらに免疫系に関して前者はリンパ球へ，後者は単球，好中球，好酸球，好塩基球，肥満細胞へとそれぞれ分化して末梢血に流れ循環する．臨床的な末梢血分類では白血球，赤血球，血小板の3種類に大別し，白血球のうち細胞内に殺菌や炎症を惹起する顆粒をもつものを**顆粒球**（granulocyte）と称し，その染色性から好中球，好酸球，好塩基球に分けられている．また白血球は，分化に伴って細胞表面に発現する特徴的なタンパク分子によって分類されている（**CD分類**，cluster of differentiation）．

　多くのリンパ球が存在している組織を**リンパ組織**（lymphoid tissue）と呼び，リンパ組織はリンパ球の産生と成熟を担う骨髄と胸腺を**一次リンパ組織**/中枢リンパ組織（central lymphoid tissue），リンパ球が活性化して免疫反応を担うリンパ節，脾臓，アデノイド，扁桃，小

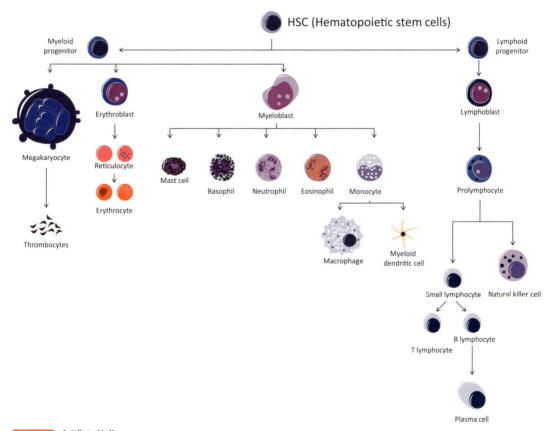

図1-5 血球の分化

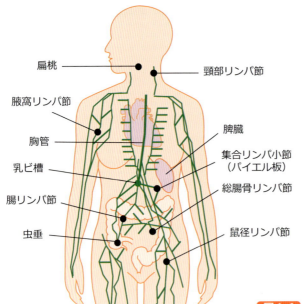

図1-6 全身のリンパ管網とリンパ球の分布

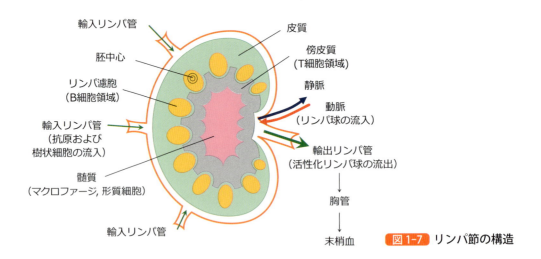

図1-7 リンパ節の構造

腸のパイエル板，虫垂を**二次リンパ組織**/末梢リンパ組織（peripheral lymphoid tissue）に分けられる 図1-6 ．さらに慢性炎症やがん組織内にも同様の構造が形成され，**三次リンパ組織（TLS，tertiary lymphoid structures）**と呼ばれる．とくにリンパ節は，全身に張り巡らされているリンパ管の接合部に存在し，リンパ球は末梢血からリンパ節に流入し刺激を受けて，輸出リンパ管を通りリンパ節から胸管を経由して再び末梢血へ戻る（**リンパ球再循環，lymphocyte recirculation**） 図1-7 ．その数は毎分，5×10^6個のリンパ球が再循環しているとされている．

Ch.2　免疫系を担う細胞と組織

1 貪食細胞（phagocyte）

a 好中球

　好中球（neutrophil）は白血球の半数以上を占め，いずれの感染に際しても最初に感染部位に動員される短命な細胞である．感染時には，サイトカインの刺激によって骨髄と血管外で急速に増殖および成熟して血中に飛び出し，病変部で病原微生物を貪食して，殺傷後に自らも短時間で死滅する．

b 単球，マクロファージ

　単球（monocyte）は白血球の約5％を占め，血中から組織中へ移動して**マクロファージ**（macrophage）へ分化し長期にわたって生存する．マクロファージは細胞表面に病原微生物や補体に対する受容体を有しており，まず病原微生物を貪食し活性化して**サイトカイン**（☞ memo 1）や**ケモカイン**（☞ memo 2）を分泌する．さらに抗原提示細胞として，MHC クラス II 分子と抗原を T リンパ球に提示して活性化させる役割を担っている．その結果，好中球などの炎症細胞を病変部に誘導して炎症を惹起する（**古典的活性化，classical activation**）．

---

memo 1　サイトカイン

　免疫系を担当する細胞同士，あるいは免疫担当細胞と周辺細胞との細胞間情報伝達を担う可溶性の分子をサイトカイン（cytokine）という．サイトカインは，種々の細胞から産生される分子量が約1万から数万のタンパク質で，多くは産生細胞周辺への拡散によって，主に免疫系と造血系の標的細胞の機能，分化，増殖に作用する．免疫応答では，マクロファージや NK 細胞など自然免疫系細胞が産生するサイトカインと，ヘルパー T 細胞などの適応免疫系細胞が産生するものがある．またサイトカインは，しばしば互いに相反する作用を示すため，免疫応答を一定の方向へ制御している．サイトカインの中でも白血球が産生するのは，インターロイキン（IL，interleukin）と呼ばれている（狭義のサイトカイン）．

---

memo 2　ケモカイン

　ケモカイン（chemokine）とは chemotactic cytokine の略称で，白血球の血管から組織への遊走（chemotaxis）を誘導するサイトカインの一群であり，白血球表面のケモカイン受容体を介して作用する．ケモカインは細胞や組織で産生され，ヒトでは44種類がファミリーを構成している．主なファミリーには，構造的にシステイン残基が隣接する CC ケモカイン，システイン残基が1つのアミノ酸に隔てられている CXC ケモカインがある．前者は主に単球とリンパ球，後者は好中球に作用し，これらのエフェクター細胞は各々のケモカインに対応する18種類の受容体を選択的に有している．ちなみに好中球遊走因子である通称 IL-8 は CXC ケモカイン（CXCL8）で，その受容体は CXCR1 と CXCR2 である．最近では，がん細胞など白血球以外の細胞に対しても種々の作用を示すことが知られている．

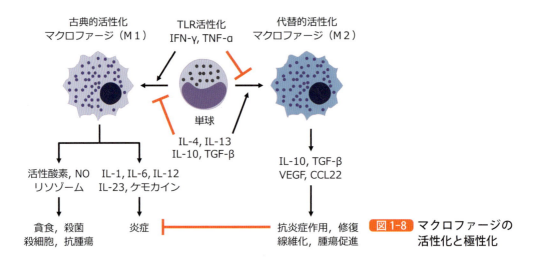

図1-8 マクロファージの活性化と極性化

定常状態には，生体は細胞の活発な新陳代謝によって維持されており，マクロファージはアポトーシスによって死滅した正常細胞の破片を貪食し清掃している．炎症時には，マクロファージは感染や抗腫瘍作用によって死滅した細胞の破片を貪食して清掃し，炎症を終息させて組織を修復する役目を担っている（**代替的活性化, alternative activation**）．その機能から前者は **M1 マクロファージ**，後者は **M2 マクロファージ**と呼ばれ，お互いに相反するサイトカインによって機能調節されている 図1-8．

腫瘍局所に浸潤するマクロファージは**腫瘍関連マクロファージ**（TAM，tumor-associated macrophage）と呼ばれ，M1 マクロファージは抗腫瘍に働き，TAM の大半を占める M2 マクロファージは抗腫瘍作用を抑制する方向に誘導する．

2 好酸球，好塩基球，肥満細胞

好酸球（eosinophil）は末梢白血球の約 5％未満を占め，一部は組織の粘膜下に存在し，その細胞内顆粒は蠕虫や腸管寄生虫の細胞壁を傷害して駆除する機能をもっている．一方，同時に宿主の組織傷害をきたす．腫瘍に関連した好酸球増多，あるいは腫瘍内に多数の好酸球がみられると予後が良いとされている．

好塩基球（basophil）は白血球の中では最も少なく，肥満細胞と構造的また機能的に類似しているが，免疫反応における役割は明確ではない．細胞表面に IgE 受容体をもっている．

肥満細胞（mast cell）は皮膚と粘膜上皮に存在し，細胞内顆粒にはヒスタミンなどの血管作動性の**化学伝達物質**（chemical mediator）を豊富に含んでいる．細胞表面に IgE 受容体をもち，活性化されると炎症を引き起こすプロスタグランジン，トロンボキサン，ロイコトリエンなどを合成し分泌する．これらの分泌物は蠕虫に対する防御を担い，また花粉症，食物アレルギー，気管支喘息，アナフィラキシーなどの即時型アレルギーの原因となる．

3 抗原提示細胞（APC）

　主要な**抗原提示細胞**（APC, antigen-presenting cell）には樹状細胞，マクロファージ，Bリンパ球があり，これらの細胞はTリンパ球に抗原を提示するMHCクラスⅡ分子を発現しprofessional APCと呼ばれる．とくに樹状細胞は抗原提示に特化しており，しばしばprofessional APCは樹状細胞を意味することがある．自己の証であるMHCクラスⅠ分子はほぼ全ての細胞に発現するが，MHCクラスⅡ分子は主に抗原提示細胞に発現する．免疫反応の始動は，抗原提示細胞が抗原を補足してTリンパ球に提示することから始まり（**起動相, priming phase**），抗原を認識したリンパ球はそれぞれ活性化し機能する（**効果相, effector phase**）　図1-9 ．抗原提示細胞は食作用受容体を介して抗原を補足し，シグナル伝達受容体の**Toll様受容体**（TLR, Toll-like receptor）で抗原を認識し，活性化して炎症性サイトカインを産生する．さらにMHCクラスⅡ分子と共に**共刺激分子**（co-stimulator）を介してTリンパ球をより効果的に活性化する　図1-9 ．この共刺激分子の発現やサイトカイン産生を増強する物質が**アジュバント**（adjuvant）である．したがってワクチン接種において，アジュバントを同時に投与するとより高い効果が得られる．

a 樹状細胞（DC）

　樹状細胞（DC, dendritic cell）は末梢白血球の数％を占め，周囲に突起を長く伸ばした形状（樹木，dendron）から命名され，とくにリンパ組織に多く存在するが全身に広く分布している．皮膚の表皮樹状細胞は胚細胞由来で，別に**ランゲルハンス細胞**（Langerhans cell）と呼ばれている．樹状細胞は，生体を恒常的に監視する最も強力な抗原提示細胞として機能している．

　樹状細胞は，各組織や血液中の病原微生物や死細胞の断片を貪食し（endocytosis/pinocytosis），細胞内で免疫反応を誘導する抗原として加工処理する（processing）．プロセッシングが完了すると，樹状細胞はリンパ管を経由して所属リンパ節へ移動集結し抗原を濃縮し

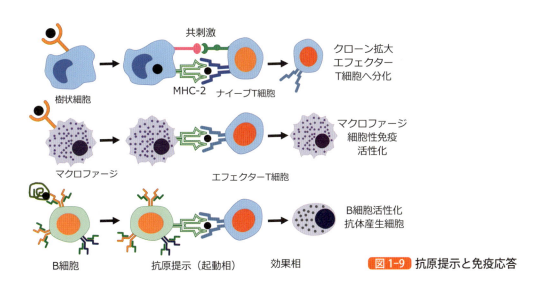

図1-9 抗原提示と免疫応答

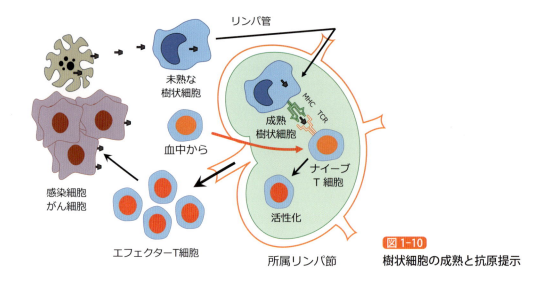

図1-10 樹状細胞の成熟と抗原提示

て，そこで免疫系の活性化のためT細胞に抗原を提示する**成熟樹状細胞**（mature DC）となる 図1-10．また血液フィルターである脾臓，とくに白脾髄に常駐する樹状細胞も同様の過程を経て成熟する．一方，定常状態の**未熟な樹状細胞**（immature DC）は，新陳代謝によって死滅した正常細胞の破片を貪食し，自己反応性T細胞の抑制や制御性T細胞の誘導と活性化を介して**免疫寛容**（immunological tolerance）を誘導し，**免疫恒常性**（immune homeostasis）を維持している．

樹状細胞は不均一な細胞集団で細胞の由来（単球または樹状細胞前駆細胞），表面マーカー，転写因子，機能がそれぞれ異なるサブセットが存在する．機能的には，**通常型樹状細胞**（cDC, conventional/classical DC）と**形質細胞様樹状細胞**（pDC, plasmacytoid DC）に分けられ，cDCは末梢血DCの約65％を占め，多様なTLRを発現して抗原を認識し抗原提示能が高い．一方，pDCは末梢血DCの約35％を占め，病原微生物の核酸を認識するTLR7とTLR9のみ発現してウイルス感染の防御に関わる**I型インターフェロン**（IFN-α, IFN-β）産生能が高く，また免疫寛容を誘導することが示唆されている．

一部の樹状細胞（CD141$^+$）は，細胞内小胞に取り込んだ抗原を処理してMHCクラスII分子を介してCD4$^+$T細胞へ提示するが，さらに細胞質内の抗原はプロテアソームによって分解・生成しMHCクラスI分子を介してCD8$^+$T細胞へ提示する．このMHCクラスI分子を介した抗原提示経路を**交差提示**（cross-presentation），交差提示による免疫応答を**交差刺激**（cross-priming）と称す 図1-11．交差提示によって活性化されたCD8$^+$T細胞は，細胞傷害機能を獲得して感染細胞やがん細胞を破壊することができ，交差刺激は腫瘍免疫にとって極めて有用な機能である 図1-12．

b 濾胞樹状細胞（fDC）

濾胞樹状細胞（fDC, follicular DC）はリンパ節や脾臓などの二次リンパ組織でBリンパ球が集積するリンパ濾胞領域に存在し，骨髄に由来しない間質細胞がリンパ球の産生する**リンホトキシン**（LT, lymphotoxin）によって分化する．fDCはケモカインCXCL13を産生して

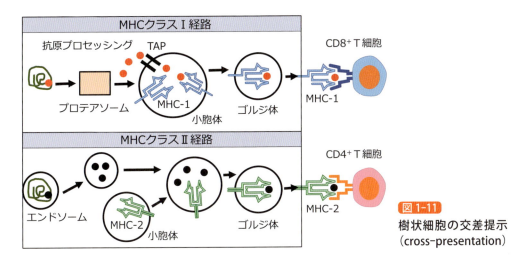

図 1-11
樹状細胞の交差提示
(cross-presentation)

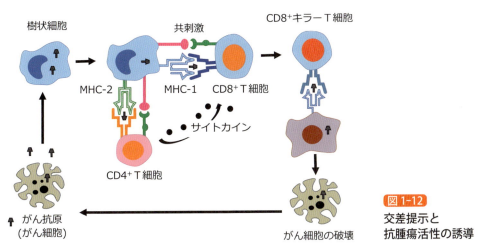

図 1-12
交差提示と
抗腫瘍活性の誘導

その受容体 CXCR5 をもつ B リンパ球をリンパ濾胞へ誘導する．したがって fDC と B リンパ球は相互に作用している．fDC は T リンパ球に抗原を提示する樹状細胞とは異なり，MHC クラス II 分子を発現せず，抗原のプロセッシングもしない．しかし補体受容体と Fc 受容体を発現し，長い樹状突起をもって大きな抗原を天然または自然体のまま保有して，B リンパ球を特異的に活性化する．

c その他の抗原提示細胞

血管内皮細胞も MHC クラス II 分子を発現しているが，どの程度の抗原提示能を果たしているか明確ではない．マクロファージ（前述）と B リンパ球については別項で説明する．

4 NK 細胞

NK 細胞（natural killer 細胞）は末梢血リンパ球の約 10％を占め，細胞内に**細胞傷害顆粒**（**cytotoxin**）を豊富に有する大型の細胞である．NK 細胞は表面マーカー **CD161**（NKR-P1），

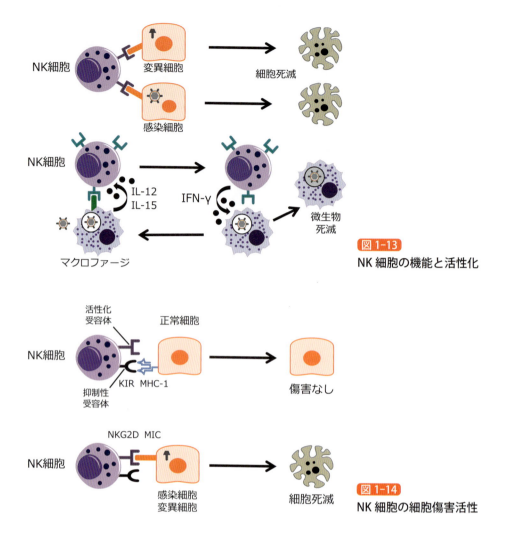

図 1-13 NK細胞の機能と活性化

図 1-14 NK細胞の細胞傷害活性

　CD16，CD56 を発現し，B リンパ球や T リンパ球のような多様性の抗原受容体はもっていない．NK 細胞受容体 CD161 は，細胞表面の特定の糖鎖を認識し細胞を傷害する．NK 細胞の機能は 2 つあり，一つは抗原提示細胞を介さずに MHC クラス I 分子を失ったウイルス感染細胞やがん細胞を直接に認識し傷害する．もう一つは種々のサイトカインとくに IFN-γ を分泌して免疫系を活性化することにある 図 1-13．活性化した NK 細胞は **II 型インターフェロン**の IFN-γ を分泌して T リンパ球，マクロファージ，樹状細胞を活性化させ，また活性化したマクロファージと樹状細胞は **IL-12** と **IL-15** を分泌して NK 細胞を活性化さらには増殖させる．とくに IL-15 は，IL-2 と受容体を共有しており，NK 細胞の発生にも必須である．

　NK 細胞は細胞表面に接着分子 CD56（NCAM-1）や，活性化受容体と抑制性受容体の両方を発現し，正常細胞と異常細胞を見分けて排除する機能を調節している 図 1-14．NK 細胞は活性化受容体の **NKG2D**（natural-killer group 2, member D）と **CD16**（Fc 受容体，FcγRIIIA）をもち，前者は感染やがん化などのストレスを受けた標的細胞の **MIC 糖タンパク質**

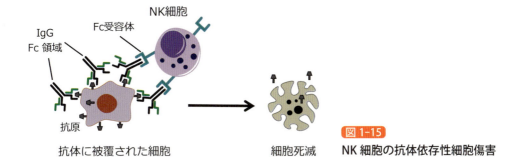

図 1-15　NK 細胞の抗体依存性細胞傷害

（MHC class I chain-related glycoprotein）と結合（induced self），後者は IgG 抗体に被覆された標的細胞に結合して細胞を殺傷する 図 1-15．その CD16 は，NK 細胞の表面マーカーとして利用されている．後者は**抗体依存性細胞傷害**（ADCC, antibody-dependent cellular cytotoxicity）と称し，NK 細胞は適応免疫系のエフェクターとして抗腫瘍免疫の一端を担っている（☞第Ⅱ部）．一方，NK 細胞の抑制性受容体 KIR（killer cell immunoglobulin-like receptor）は，ほぼ全ての正常細胞がもっている MHC クラス I 分子と結合して，その細胞傷害活性を消失する．つまり NK 細胞はストレスを受けて MHC クラス I 分子を失った非自己細胞を排除し（missing self），MHC クラス I 分子をもつ自己細胞を保持する役割を担っている．

5　T 細胞（T リンパ球）

T 細胞は造血幹細胞から分化し T 細胞前駆細胞となり，一次リンパ組織である胸腺に入って増殖さらに分化して成熟する 図 1-16．このため**胸腺依存性リンパ球**（thymus-dependent lymphocyte），略して **T 細胞（T リンパ球）** と呼ばれている．未熟な T 細胞である胸腺細胞は，その特徴である **T 細胞受容体**（TCR, T cell receptor）を編成した後，正と負の選択を受け成熟し胸腺から血中へ流出する 図 1-16．未熟な T 細胞が胸腺内で成熟するのは全体の約 3％，つまり約 97％はアポトーシスによって死滅する厳しい運命にある．

最初に未熟な T 細胞は TCR（$\alpha\beta$ 型）を編成した後，共受容体の CD8 分子と CD4 分子の両方を発現する．$CD8^+CD4^+$ T 細胞は，胸腺皮質上皮細胞が提示する MHC クラス I 分子＋上皮細胞の自己ペプチドと強固に結合すると $CD8^+$ T 細胞，MHC クラス II 分子＋自己ペプチドと結合すると $CD4^+$ T 細胞となり，どちらか片方を発現する T 細胞だけが生存を許される（**正の選択**, positive selection）．一方，胸腺内の樹状細胞やマクロファージによって，体を構成する自己抗原ペプチドが $CD8^+$ T 細胞や $CD4^+$ T 細胞に提示され，これに強く反応する T 細胞は除去され自己免疫反応を回避している（**負の選択**, negative selection） 図 1-16．また自己抗原に全く反応しない T 細胞も死滅し，結局，成熟した T 細胞は自己抗原に対し適度に反応しながら生存している 図 1-3．実際，ナイーブな自己反応性 T 細胞の存在は血中で確認されている．つまり T 細胞は，自己である MHC 分子を認識し，自己抗原

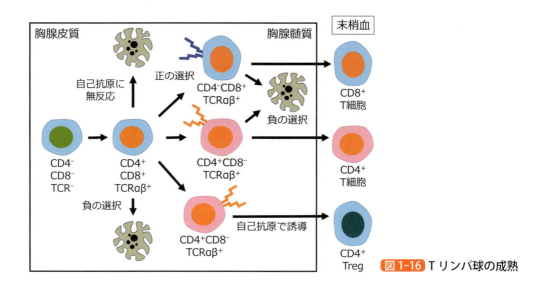

図 1-16 T リンパ球の成熟

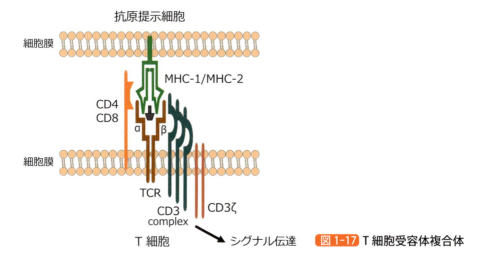

図 1-17 T 細胞受容体複合体

に強く反応せず(不応答)，非自己抗原に対してのみ応答するように胸腺内で教育されている．

　T 細胞の特徴として，多様な抗原を認識する TCR と細胞内シグナル伝達を担う **CD3 分子**を細胞膜上に共発現し，**T 細胞受容体複合体**(TCR complex)を形成している 図1-17 ．その CD3 は T 細胞の表面マーカーとして利用されている．TCR には $\alpha\beta$ 型と $\gamma\delta$ 型の 2 系統があり，一般に T 細胞とは $\alpha\beta$ 型 T 細胞を意味している．基本的に 1 個の T 細胞(**$\alpha\beta$ 型 T 細胞**)は 1 つの抗原に対応する特異的な TCR を発現し，T 細胞は集団として約 10^9 の抗原に対応できるレパアをもっている(lymphocyte repertoire)．一方，全 T 細胞の約 5〜10％を占める $\gamma\delta$ 型 T 細胞は，$\gamma\delta$ 型 TCR を編成すると正と負の選択を受けず，即座に胸腺から末梢へ出て機能する 図1-18 ．

　T 細胞($\alpha\beta$ 型 T 細胞)は，抗原提示細胞から提示される MHC 分子と抗原ペプチドを同時に認識し活性化する．T 細胞は MHC クラス I 分子と結合する CD8 分子を細胞表面に発現

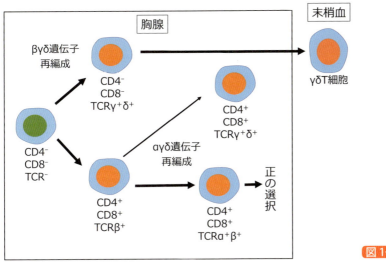

図 1-18 γδT細胞

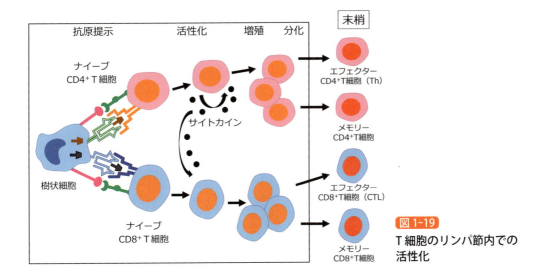

図 1-19 T細胞のリンパ節内での活性化

しているCD8⁺T細胞と，MHCクラスⅡ分子と結合するCD4分子をもつCD4⁺T細胞とに分けられる 図1-16 ．つまりT細胞が抗原を認識するには，TCR複合体とCD8分子またはCD4分子が一体になって発現することが必須である．抗原を認識し活性化したCD8⁺T細胞は，感染細胞やがん細胞を傷害する**細胞傷害性T細胞**（CTL, cytotoxic T lymphocyte）または**キラーT細胞**（killer T cell），CD4⁺T細胞は他の免疫担当細胞の活性化を手助けする**ヘルパーT細胞**（Th細胞, helper T cell）の機能をもっている．さらにT細胞は非活性化状態の**ナイーブT細胞**（感受性T細胞, naïve T cell）が，TCR複合体を介して活性化すると**エフェクターT細胞**（効果T細胞, effector T cell）と**メモリーT細胞**（記憶T細胞, memory T cell）にそれぞれ分化して機能する 図1-19 ．メモリーT細胞は，次の抗原刺激がない状態でもリンパ節内（central memory T cell）および血中と末梢組織（effector memory/

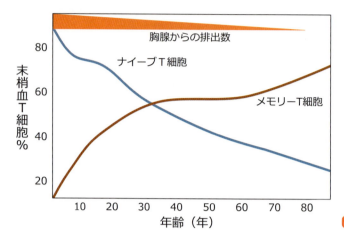

図 1-20 加齢とメモリーT 細胞

tissue-resident memory T cell）に長期間生存をして，次の抗原暴露に対して迅速に反応して増幅する．したがってメモリー T 細胞は，加齢と共に全 T 細胞に占める割合が増加する 図 1-20．

a 細胞傷害性 T 細胞（CTL）

ナイーブ $CD8^+T$ 細胞は MHC クラス I 分子と結合する CD8 分子を発現し，リンパ節内で抗原提示細胞が提示する MHC クラス I 分子に乗る約 10 個のアミノ酸からなる抗原ペプチドを TCR が認識し，最終的に CTL となる 図 1-19．MHC 分子は多型に富み，その構造は個体間で異なるため，同じ抗原ペプチドであっても認識できる個体とできない個体が存在する（MHC 拘束性，MHC restriction）．

細胞傷害性 T 細胞（CTL，cytotoxic T lymphocyte）は感染細胞やがん細胞を標的細胞とし，細胞傷害顆粒のパーフォリンで細胞膜に穴をあけグランザイム B を注入してアポトーシスを誘導し，IFN-γ を分泌してマクロファージの貪食能や抗原提示細胞の活性化を誘導する．さらに CTL は細胞上に Fas ligand（FasL）や TRAIL（TNF-related apoptosis-inducing ligand）を発現し，標的細胞の死シグナル Fas や TRAIL 受容体とそれぞれ結合してアポトーシスを誘導する．

b ヘルパー T 細胞（Th 細胞）

ナイーブ $CD4^+T$ 細胞は MHC クラス II 分子と結合する CD4 分子を発現し，リンパ節内で抗原提示細胞が提示する MHC クラス II 分子に乗る約 10〜30 個のアミノ酸からなる抗原ペプチドを TCR が認識し，最終的に Th 細胞となる 図 1-19．ヘルパー T 細胞（Th 細胞，helper T cell）は誘導または産生するサイトカインの種類によって亜分類されるが，最初に発見されたサブセットが Th1 細胞と Th2 細胞であり，それぞれのサブセットは炎症細胞の増殖と機能を刺激し，さらには B 細胞の分化と抗体産生を促進する 表 1-2．

c 制御性 T 細胞（Treg）

制御性 T 細胞（Treg，regulatory T cell）は $CD4^+T$ 細胞の約 5〜10％，末梢血リンパ球の約 1〜5％を占め，多くの Treg は胸腺で自己抗原に反応するナイーブ $CD4^+T$ 細胞から分化

表 1-2 CD4⁺T 細胞のサブセット

エフェクター CD4⁺T 細胞	Th1	Th2	Th17	Tfh	Treg
分化誘導サイトカイン	IL-12 IFN-γ	IL-4	IL-6 IL-1β TGF-β	IL-21	TGF-β
転写因子	T-bet	GATA-3	RORγt	Bcl6	FoxP3
サイトカイン産生	IL-2 IFN-γ TNF-α	IL-4 IL-5 IL-13	IL-17A, F IL-21 IL-22	IL-21	IL-10 IL-35 TGF-β
STAT（シグナル分子）	STAT4	STAT6	STAT3	STAT3	STAT5
機　能	マクロファージの活性化 炎症誘導	寄生虫に対する免疫応答の活性化	好中球応答の亢進 炎症誘導	B 細胞活性化 抗体産生促進	樹状細胞と T 細胞の抑制

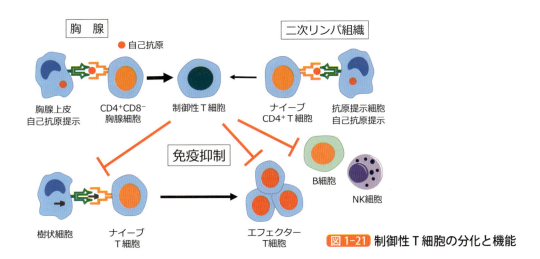

図 1-21 制御性 T 細胞の分化と機能

し（tTreg, thymic/natural Treg），一部は二次リンパ組織とくに腸管リンパ組織で分化する（pTreg, peripheral Treg）図 1-21．そのため腸管粘膜には CD4⁺T 細胞の 30％以上を Treg が占めている．Treg の重要な機能は，自己に対する過剰な免疫反応を抑制する，すなわち**自己寛容**（self-tolerance）と**免疫恒常性**（immune homeostasis）を維持することにあり，その機能の破綻は自己免疫疾患を発症させる．

　Treg は特徴的な分子マーカー（FoxP3⁺CD25⁺CD4⁺）をもち，生存維持に IL-2 が必須のため，CD25（IL-2Rα）と共に高親和性 IL-2 受容体を構成的に発現し，複数の細胞性および液性の免疫抑制因子をもち強い抑制活性を示す 表 1-3（p.144，図 3-40 参照）．このことは Treg の転写因子である *FoxP3* 遺伝子の変異が，Treg の機能障害によって重篤な自己免疫症候で早期に死亡する **IPEX 症候群**（immune dysregulation, polyendocrinopathy, enteropathy, X-linked syndrome）を誘発することからも裏づけられる．とくに Treg は，

表 1-3 FoxP3$^+$CD25$^+$CD4$^+$ T 細胞の分類

サブセット	形質とサイトカイン	特徴
ナイーブ Treg resting Treg, fr I CD45RA$^+$FoxP3^{low}CD4$^+$	CTLA-4^{low}CD25^{high} CD127$^{low/-}$Ki67$^-$	弱い抑制活性 エフェクター Treg へ分化する
エフェクター Treg activated Treg, fr II CD45RA-FoxP3^{high}CD4$^+$	CTLA-4^{high}CD25^{high} Ki67$^+$, PD-1$^+$, TIM-3$^+$ LAG-3$^+$, GITR$^+$, Fas$^+$ IL-10, IL-35, TGF-β	強い抑制活性 アポトーシス誘導 加齢で末梢血に増加
非 Treg non-Treg, fr III CD45RA-FoxP3^{low}CD4$^+$	IL-2 IFN-γ IL-17	抑制活性なし 発生と機能は不均一

fr: fraction in FACS analysis（p.144, 図 3-40 参照） 〔Int Immunol. 2016; 28: 401（modified）〕

数種類の免疫チェックポイント分子（CTLA-4, PD-1, TIM-3, GITR）を発現し，生体のがんに対する免疫不応答を誘導する．一般に GITR は共刺激分子だが，環境によって Treg に対し抑制的に働く．

d γδ 型 T 細胞

未熟な T 細胞は胸腺で T 細胞受容体（TCR）αβ 型と γδ 型の 2 系統に分化するが，γδT 細胞は CD8$^-$CD4$^-$ の前駆細胞から分化して，末梢血 T 細胞の約 1～5％ を占める 図 1-18．γδT 細胞（γδ T cell）（CD8$^-$CD4$^-$）は αβT 細胞（CD8$^+$ または CD4$^+$）と比較していくつかの特徴がある．γδT 細胞は腸管粘膜や真皮などの粘膜組織では，T 細胞の約 20～50％ を占め，抗原認識には MHC 拘束性がないため抗原特異性に乏しい．また胸腺からエフェクター γδT 細胞として末梢へ流出するので，早期に活性化される．γδT 細胞の機能は，NK 細胞と同様に活性化受容体の NKG2D をもち，抗原提示細胞を介さず活性化されウイルス感染細胞やがん細胞を直接に傷害し，サイトカインとくに IFN-γ を分泌して免疫系を活性化することにある．一方，がん患者から IL-17 を産生する γδT 細胞が同定され，さらに IL-8，TNF，GM-CSF も産生することも明らかとなっている．しかし γδT 細胞の機能は個体種によって異なるので，その機能には不明な点が多いが，自然免疫と適応免疫の両方に関与していると考えられている．

e NKT 細胞

NKT 細胞（natural killer T cell）はその名に由来するように，NK 細胞と T 細胞の受容体を共発現し，抗原提示細胞によって提示される MHC クラス I 分子様の CD1d 分子＋糖脂質抗原を認識して活性化する．また NKT 細胞は肝臓と骨髄に多く分布し，リンパ組織に少ない．NKT 細胞は，NK 細胞受容体 CD161 と T 細胞の αβ 型受容体（Vα24/Vβ11）を有しているが多様性を示さず（invariant），iNKT 細胞とも呼ばれている．その NKT 細胞が認識する糖脂質抗原は，α-ガラクトシルセラミド（α-GalCer, α-galactosylceramide）や細菌細胞壁の糖脂質である．

NKT細胞は，活性化すると自ら細胞傷害顆粒のパーフォリンやグランザイムを介して感染細胞やがん細胞を傷害し，同時にTh1およびTh2系のサイトカインやケモカインを急速かつ大量に産生して，NK細胞やCTLの活性化，樹状細胞やB細胞の成熟化を増強させ，後述する自然免疫と適応免疫の橋渡し役としても機能している．このようにNKT細胞は多彩な機能をもつので，感染症，腫瘍，アレルギーなど多くの疾患に関係している．

6 B細胞（Bリンパ球）（☞ I-6「B細胞の活性化と免疫応答」参照）

　B細胞は，最初に鳥類の**ファブリキウス嚢**(bursa of Fabricius)で発見されB細胞と命名されたが，ヒトにはこの器官が存在せず骨髄で分化するので**骨髄由来リンパ球**(bone marrow-derived lymphocyte)，同じ頭文字をとって**B細胞**(**Bリンパ球**)と呼ばれている．B細胞は血液中のリンパ球の20～30％を占めており，驚くことに毎日約600億個の未熟B細胞が骨髄から供給されている．

　B細胞は骨髄で造血幹細胞から初期段階の分化を終え未熟B細胞となり，骨髄から二次リンパ組織に移動して成熟し，最終的にエフェクターB細胞つまり抗体産生細胞である形質細胞へ分化する．B細胞の初期分化では，後述の**B細胞受容体**(BCR，B cell receptor)を形成する免疫グロブリンのH鎖とL鎖が順次に形成される．さらにT細胞と同様に，B細胞前駆細胞は骨髄内で負の選択を受け 図1-22 ，その約10～20％が未熟B細胞として末梢血に流出する，つまり約80～90％は骨髄内で死滅する厳しい運命にある．B細胞の負の選択とは，T細胞と同様に自己抗原に反応するB細胞の除去である．

　B細胞の最終目的は，抗原特異的な抗体つまり**免疫グロブリン**(Ig, immunoglobulin)を産生することである．そのためにB細胞は抗原受容体とMHCクラスⅡ分子を併せもち，抗原提示細胞としてヘルパーT細胞に抗原を提示する 図1-23 ．ナイーブB細胞は細胞膜上にBCRとして機能するIgMとIgDを発現し，立体構造をもつタンパク質，多糖，脂質，核酸，小分子化合物など多種多様な抗原を包括的に認識し，さらには自然免疫を担うToll様受容体(TLR)(後述)も発現している．またTCR複合体と同様に，BCRは細胞内シグナル

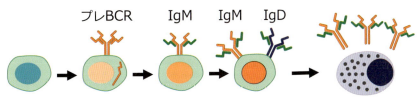

成熟過程	幹細胞	プレ B細胞	未熟 B細胞	成熟 B細胞	活性化 B細胞	抗体産生
免疫グロブリン産生	なし	細胞質内 μ鎖 プレ受容体	膜型IgM	膜型 IgM, IgD	クラス転換 アフィニティ 成熟	抗体分泌

図1-22 B細胞の分化と受容体形成

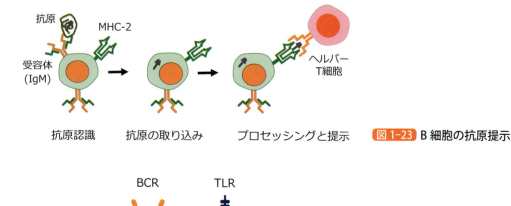

図 1-23 B細胞の抗原提示

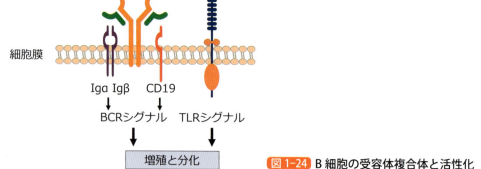

図 1-24 B細胞の受容体複合体と活性化

伝達を担う Igα, Igβ, CD19 を共発現して B 細胞受容体複合体 (BCR complex) を形成し，その CD19 は B 細胞の表面マーカーとして利用されている 図 1-24 .

B 細胞は非活性化状態の**ナイーブ B 細胞**（IgM⁺IgD⁺）が，BCR 複合体を介して活性化すると抗原特異的に増殖し (clonal expansion)，**メモリー B 細胞**（記憶 B 細胞, memory B cell）と**エフェクター B 細胞**（効果 B 細胞, effector B cell）つまり抗体産生細胞である**形質細胞**（plasma cell）へ分化する．

その他，B 細胞には骨髄ではなく胎生期肝臓に由来し，腹腔や粘膜組織で自己増殖する **B1 細胞**（IgM⁺IgD⁻），二次リンパ組織の辺縁帯にいて多糖を認識する**辺縁帯 B 細胞**（IgM⁺IgD⁻）(marginal-zone B cell) のサブセットがあり，いずれも BCR に IgM だけ発現して自然免疫に深く関与する．一方，一部の B 細胞は IL-10 を産生して，免疫抑制能をもつ**制御性 B 細胞**（Breg, regulatory B cell）として知られている．

7 自然リンパ球

自然リンパ球は，前述の TCR や BCR のような多様性の抗原受容体をもたず，形態的にはリンパ球様にみえ，後述する自然免疫と適応免疫の中間的性格をもつ細胞群と定義される．しかし日本で言う自然リンパ球は，非多型の抗原受容体をもち同様の反応を示す細胞も含まれており，ここでは**自然リンパ球様細胞**（ILC, innate lymphoid cell）と**自然リンパ球**

表 1-4 自然リンパ球の分化と機能

自然リンパ球 サブセット	ILC1	ILC2	ILC3
前駆細胞	骨髄前駆細胞（転写因子 Id2）		
分化誘導 サイトカイン	IL-12, IL-15, IL-18	IL-1β, IL-25, IL-33	IL-1β, IL-23
転写因子	T-bet	GATA-3	RORγt
サイトカイン産生	IFN-γ	IL-4, IL-5, IL-9, IL-13	IL-17A, IL-22, GM-CSF
機能	ウイルス感染の防御 慢性炎症	アレルギー性炎症 寄生虫感染の防御	腸管バリア機能 リンパ組織形成

(innate lymphocyte) とを区別して記載する.

　ILC の前駆細胞は転写制御因子 Id2 陽性細胞で IL-7 依存性に成熟し, ヘルパー T 細胞と同様に, 産生するサイトカインの種類と転写因子によって, 従来の NK 細胞, ILC-group 1, ILC-group 2, ILC-group 3 の 4 群に分類されている. **ILC1** は IFN-γ, **ILC2** は IL-4, IL-5, IL-13, **ILC3** は IL-17A と IL-22 を産生し, ヘルパー T 細胞の Th1, Th2, Th17 と転写因子を含めて酷似している **表 1-4**. それぞれの細胞群は細胞傷害活性, 抗ウイルス作用, アレルギー性炎症や寄生虫防御, 腸管粘膜バリアとして機能している.

　自然リンパ球には γδT 細胞, iNKT 細胞, mucosal associated invariant T (MAIT) 細胞, B1 細胞などがあり, 抗原受容体は存在するものの多様性に欠けている.

3 自然免疫と適応免疫

　免疫系には，生来から備わっている病原微生物や細胞のパターン認識による迅速な免疫反応と，各微生物や細胞の特異抗原に対する受容体を介した反応が存在し，それぞれ**自然免疫**（innate immunity）と**適応免疫**（adaptive immunity）または**獲得免疫**（acquired immunity）と称している 図1-25 表1-5 ．

　自然免疫は貪食細胞を中心として，防御の最前線である上皮を越えて侵入する抗原を共通する受容体を介して即座に認識して貪食し，さらに感染した細胞を迅速に破壊し処理する．一方，適応免疫はT細胞を中心として，多様性をもつ受容体を介して抗原の微細な特徴を認識かつ記憶し，抗原特異的に反応するリンパ球や抗体を産生して抗原を除去するため時間を要する．しかし自然免疫と適応免疫は，全ての免疫反応が時間的かつ明確に区別されるのではなく，連続した相補的な免疫反応として理解される．つまり自然免疫は適応免疫への橋渡しとして捉えることができる．

表1-5 自然免疫と適応免疫の特徴

		自然免疫	適応免疫
特徴	特異性	共通抗原：病原微生物や傷害細胞	抗原特異的
	多様性	なし（限定的：胚細胞由来）	広い
	記憶機能	なし	あり
	自己反応性	なし	なし
構成成分	バリア	皮膚，粘膜上皮，抗菌ペプチド	粘膜のリンパ球と分泌抗体
	血中タンパク	補体など	抗体
	機能する細胞	食細胞，NK細胞，自然リンパ球	リンパ球

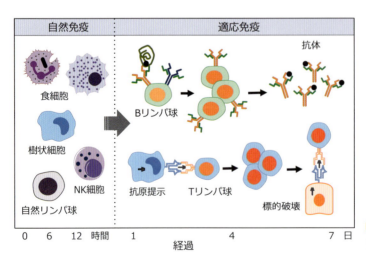

図1-25 自然免疫と適応免疫

3 Ch.3 自然免疫と適応免疫

1 自然免疫

　自然免疫（innate immunity）は侵入した細胞外および細胞内の抗原を捉え，迅速に処理すると共に免疫細胞を集結させ炎症を誘発する役割を担っている．担当細胞は細胞外抗原に対しては，第1に自己と異なる抗原の特徴的な構造を迅速に認識し，第2に細胞内に取り込み処理し，第3にサイトカインを分泌して炎症細胞を集める機能をもっている．一方，がん細胞やウイルスのような細胞内抗原に対しては，標的細胞を見分けて，破壊ないし増殖を抑制する機能が求められる．前者は貪食細胞である好中球，単球，マクロファージ，樹状細胞であり，後者は細胞傷害性のNK細胞，γδT細胞，自然リンパ球がその役割を果たす．

　貪食細胞は，各種病原体に特徴的な構造をパターン認識する共通の受容体を発現しており，その代表が**食作用受容体**と**Toll様受容体**（TLR，Toll-like receptor）である 図1-26 ．貪食細胞が食作用受容体で抗原を補足し，シグナル伝達受容体TLRが抗原を認識すると，好中球は別として，細胞内の2つの経路で活性化して炎症性および抗ウイルス性サイトカイン（IFN-α，IFN-β）を分泌して病原体を排除と同時に，次の適応免疫への橋渡しを行う 図1-25 ．炎症性サイトカインには，IL-1，IL-6，IL-8，IL-12，**TNF-α**（tumor necrosis factor-α）などがあり，好中球やリンパ球の誘導因子としても作用する．また活性化マクロファージと樹状細胞が分泌するIL-12，IL-15，**I型IFN**（IFN-α，IFN-β）は，NK細胞を成熟させ細胞傷害活性を増強させる．つまり樹状細胞は自然免疫ではNK細胞と，適応免疫ではT細胞と相互作用を示す．

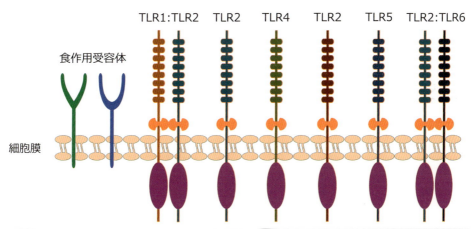

	TLR1:TLR2	TLR2	TLR3	TLR4	TLR5	TLR2:TLR6	TLR7	TLR8	TLR9
	細胞膜	細胞膜	小胞体	細胞膜	細胞膜	細胞膜	小胞体	小胞体	小胞体
	細菌リポタンパク	細菌ペプチドグリカン	二本鎖RNA	LPS	細菌フラジリン	細菌リポタンパク	ウイルス一本鎖RNA	ウイルス一本鎖RNA	ウイルス細菌CpG

図1-26 Toll様受容体（TLR）の特徴

自然免疫の細胞傷害性細胞は，前述したようにMHCクラスI分子を介さずに感染細胞やがん細胞を傷害し，IFN-γを分泌してマクロファージの貪食および殺菌能を増強させる．つまりマクロファージとNK細胞は共同して細胞内抗原の除去に作用している．

2 適応免疫

適応免疫(adaptive immunity)は，多様な抗原に対応するため，T細胞とB細胞は受容体遺伝子の機能的再編成によって多様性に富んだ受容体を構築し，抗原に特異的な細胞性および液性免疫反応を起こす．その過程には時間を要し，第1に自然免疫とくに樹状細胞による抗原提示(**シグナル1**)，第2にTh細胞の刺激(**シグナル2**)が必須で，前者がMHCクラスIとクラスII分子，後者が**共刺激分子**(co-stimulator)と**サイトカイン**(**シグナル3**)である（図1-27）．つまり自然免疫は適応免疫の橋渡し役となっている．

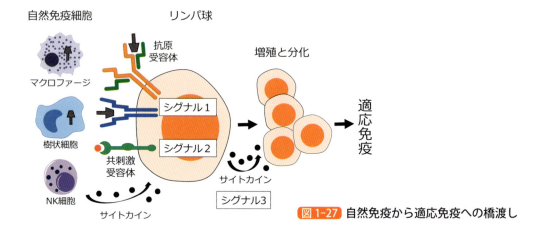

図1-27 自然免疫から適応免疫への橋渡し

4 抗原と抗原認識

　免疫では，免疫細胞の受容体に結合し，かつ免疫反応を誘発する自己ないし非自己を**抗原**と定義している．したがって生体が免疫反応を起こすためには，無限に近い多種多様な抗原を認識する体制の構築，つまり受容体の多様性が必要になる．しかし自然免疫では迅速に対応するため，種々の食作用受容体やTLRを代表とする抗原をパターン認識，また感染細胞やがん細胞などのストレスタンパク質と結合する固定した受容体で認識している〔**パターン認識受容体（PRR，pattern recognition receptor）**〕．一方，適応免疫では多様な抗原に対応するため，T細胞およびB細胞は受容体遺伝子の再編成によって多様性に富んだ受容体を構築している．

1 抗原

a 自然免疫の抗原

　主に病原微生物の構成成分，感染や傷害を受けた細胞だけが産生するストレスタンパク質などの分子が抗原となる　表1-6　．その構成成分は正常細胞には存在しないタンパク質，脂質，糖質，核酸まで幅広く，自然免疫の担当細胞はいずれの病原微生物にも対応できる受容体をもっている．また同様の抗原は，B細胞によっても認識されるが（☞ p.36，I-6「B細胞の活性化と免疫応答」参照），これらの抗原や受容体は個々の病原微生物の種や属を区別できるほど多様ではない．

b 抗原ペプチド

　適応免疫の主役であるT細胞が認識するのは，三次元構造をしたタンパク質の断片である**ペプチド**である．ペプチドとはアミノ酸がペプチド結合して，2個以上つながった鎖状のもので，現在，20種類のアミノ酸が知られている．約10個以下のアミノ酸の鎖を**オリゴペプチド**，それ以上のものを**ポリペプチド**という．アミノ酸が10個のポリペプチド鎖であれば，単純計算でも 20^{10} 種類の抗原ペプチドができる．抗原提示細胞に取り込まれたタンパク

表1-6 自然免疫の抗原となる候補分子

微生物関連分子（PAMPs）		微生物	細胞傷害関連分子（DAMPs）	
核酸	一本鎖と二本鎖 RNA，CpG	ウイルス，細菌	ストレス誘導タンパク	HSPs (heat shock proteins)
タンパク質	ピリン，フラジリン	細菌	結晶	尿酸ナトリウム
細胞壁脂質	LPS，リポタイコ酸	細菌	核タンパク	HMBG1 (high-mobility group box 1)
糖質	マンナン，グルカン	真菌，細菌		

PAMPs：pathogen-associated molecular patterns
DAMPs：damage-associated molecular patterns

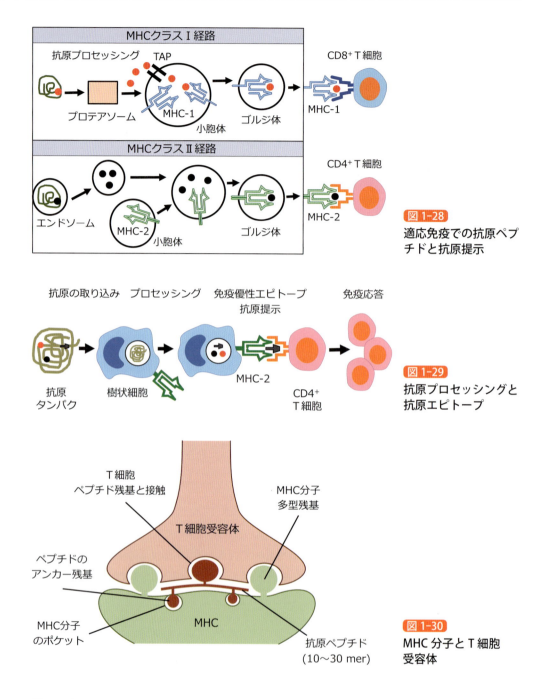

図 1-28 適応免疫での抗原ペプチドと抗原提示

図 1-29 抗原プロセッシングと抗原エピトープ

図 1-30 MHC 分子と T 細胞受容体

質は，主に MHC クラス I と MHC クラス II の経路で多数のペプチドの断片として加工処理(processing)され 図1-28 ，そのうち数個が抗原ペプチドとなる(immunodominant peptide) 図1-29 ．この抗原ペプチドは，自己の目印である MHC 分子の収納溝に乗って T 細胞受容体へ提示され，T 細胞応答を誘導する 図1-30 ．この提示される最小単位のペプチドを**免疫優性エピトープ**(immunodominant epitope)または**決定基**(determinant)という．本来，**抗原決定基**(antigenic determinant)または**エピトープ**(epitope)とは，抗原

抗体反応において高分子の抗原の中で抗体に結合する部位をさしている．一般に大きな分子は複数の抗原決定基をもつため，それを**多価抗原**（polyvalent/multivalent antigen）と称する．

T細胞において，CD8$^+$T細胞は抗原提示細胞のMHCクラスI分子と約10個のアミノ酸からなる抗原ペプチド，CD4$^+$T細胞はMHCクラスII分子と約10〜30個のアミノ酸からなる抗原ペプチドを認識する．したがって同じ個体内でも，CD8$^+$T細胞とCD4$^+$T細胞が認識する抗原ペプチド配列は異なる．さらに各個体間によってMHC分子の溝は異なるので，認識される抗原ペプチドはそれぞれ個体間で異なっている（**MHC拘束性，MHC restriction**）．つまり同じ配列のペプチド鎖が異なるMHCに結合することは稀である．

このようにMHC分子の抗原ペプチド提示における役割がわかったのは，MHCが発見されて20年以上も時を経てからのことであった．

2 抗原認識

免疫反応は，抗原提示細胞が抗原を補足してT細胞に提示する**起動相**（priming phase）が始点となる．抗原提示細胞は主に樹状細胞，マクロファージ，B細胞だが，**professional APC**と呼ばれる抗原提示に特化した樹状細胞がその主役を担っている．この際，ナイーブT細胞と樹状細胞はケモカイン受容体**CCR7**を発現し，両者はリンパ節内の間質細胞が産生するケモカイン**CCL17**と**CCL21**に呼び寄せられリンパ節内のT細胞領域に集結する 図1-7 ．抗原の認識には，抗原ペプチドは別にして，抗原提示細胞と抗原受容体の間に介在する分子が同種であることが前提で，その介在分子がMHCである．したがって全ての抗原提示細胞はMHCクラスII分子を発現し，MHC分子に抗原を搭載してT細胞へ抗原を提示する 図1-9 ．

がん細胞やウイルスの細胞内感染に対しては，一部の樹状細胞は，前述のMHCクラスI経路を介してCD8$^+$T細胞へ抗原提示し（**交差提示，cross-presentation**），交差提示によって活性化されたCD8$^+$T細胞は感染細胞やがん細胞を破壊する（**交差刺激，cross-priming**） 図1-12 ．

a 主要組織適合遺伝子複合体（MHC）分子の構造と機能

抗原ペプチドは抗原提示細胞のMHC分子によってT細胞に提示されるが，MHC（ヒトではHLA）分子は多型に富み個体間によって異なっている（**多型性，polymorphic**）．本来，MHC分子は移植での生着と拒絶に関わる主要な抗原決定基として発見されたため，**主要組織適合遺伝子複合体（MHC）**と呼ばれるようになった．MHC分子にはクラスI分子とクラスII分子があり，この遺伝子群を**HLAハプロタイプ**（haplotype）と呼ぶ 図1-31 ．MHCクラスI分子は赤血球，神経系，精巣など一部を除いて全細胞に発現し，クラスII分子は抗原提示細胞に発現している．それぞれの分子は最上段の溝に抗原ペプチドを搭載し，α_3ドメインはCD8分子，α_2とβ_2ドメインはCD4と特異的に結合する 図1-32 ．**MHCクラスI分子**にはHLA-A, -B, -C, -E, -F, -Gの6個，**MHCクラスII分子**にはHLA-DP, -DQ,

Part I ● 免疫学の基本的な知識

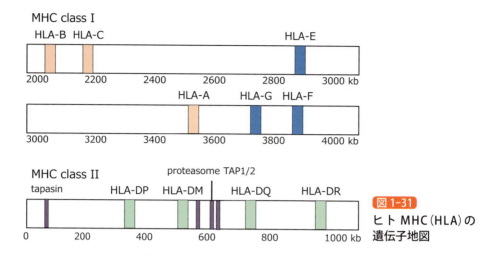

図 1-31 ヒト MHC(HLA)の遺伝子地図

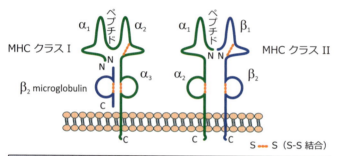

特　徴	MHC I (HLA-A, B, C)	MHC II (HLA-DR, DQ, DP)
ポリペプチド鎖	α, β_2-microglobulin	α, β
多型残基の部位	α_1, α_2	α_1, β_2
TCR 結合部位	CD8 と α_3	CD4 と α_2, β_2
ペプチド溝のサイズ	8～11 mer	10～30 mer

図 1-32 ヒト MHC(HLA)の構造

-DR, -DM, -DO の 5 個の**アイソタイプ**(isotype)が存在し，さらにクラス I 分子アイソタイプ内に 10,000 以上，クラス II 分子では約 3,000 個以上の**アロタイプ**(allotype)がある 図 1-33 ．したがって HLA の多型は極めて多彩で，HLA によって個体間の識別が可能となり，唯一，一卵性双生児のみが一致する程度である．

　T 細胞にとって多型に富んだ MHC 分子は，最も強い免疫応答を誘導する抗原となるが，その中でも主に多型に富む HLA-A, -B, -C が CD8$^+$T 細胞に，同じく HLA-DP, -DQ, -DR が CD4$^+$T 細胞に抗原を提示することになる．したがって異なった HLA 間での移植は，極めて強い T 細胞応答を惹起して，移植組織の破壊へと進む．ここに日本人の HLA-A 遺伝子多型の分布を示すが，とくに HLA-A*2402 型が多くみられる 図 1-34 ．

b 抗原受容体の構造と機能

　MHC 分子は抗原ペプチドを T 細胞に提示するが，TCR と抗原ペプチドの**親和性**(affinity)

Ch.4 抗原と抗原認識

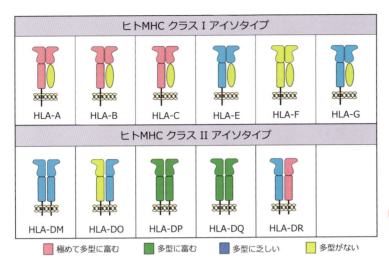

図 1-33
ヒト MHC（HLA）の
アイソタイプ

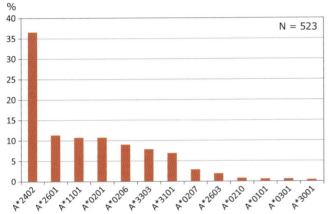

図 1-34
日本人の HLA-A 遺伝子多型の頻度
（MHC. 2001-2002；8(1)：1）

は弱く，そのため**共受容体**（co-receptor）である CD8 分子と CD4 分子はそれぞれ MHC クラス I 分子とクラス II 分子に結合し，全体としての**結合力**（avidity）を強めている 図 1-35 ．一方，TCR は多型に富んだ MHC 分子を認識するために進化してきたが，同時に多様性の抗原ペプチドも認識するので，TCR 遺伝子の機能的再編成によって多様性に富んだ TCR レパトアを形成する．当然，この T 細胞レパトアは胸腺での正と負の選択を経て，自己にとって有用なものだけが生存して機能する（**レパトア選択**）．

　T 細胞受容体には $\alpha\beta$ 型（α 鎖 β 鎖）と $\gamma\delta$ 型（γ 鎖 δ 鎖）の 2 系統があり，一般に T 細胞とは $\alpha\beta$ 型 T 細胞を意味する．その構造はポリペプチド鎖である 2 つの α 鎖と β 鎖からなるヘテロ二量体で，いずれも抗原ペプチドを認識する**可変領域**（V, variable region）と**定常領域**（C, constant region）を有し，免疫グロブリンの V 領域と C 領域と似て相同性がある 図 1-36 ．免疫グロブリンと TCR をコードする遺伝子座は VD（diversity）J（joining）C の配列をもち，VDJ は VDJ リコンビナーゼ酵素群を介した遺伝子組換えによって受容体および抗体の多様性を構築している 図 1-36 ．この組換えに必要な**組換え活性化遺伝子** *RAG*

4 Part I ● 免疫学の基本的な知識

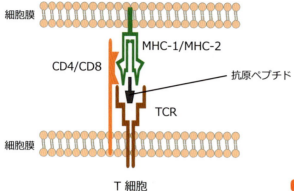

図 1-35 T細胞受容体とMHCとの結合

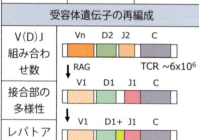

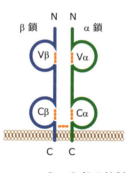

図 1-36 T細胞受容体の構造と多様性

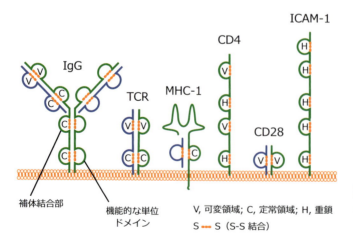

図 1-37 免疫グロブリンスーパーファミリー

（RAG，recombination activating gene）はリンパ球だけに存在し，その変異や欠損はT細胞とB細胞の機能不全をきたして免疫不全を誘導する．したがって*RAG*遺伝子ノックアウトマウスでは，あらゆる抗原ペプチドに対して不応答に陥る．

　これまで述べてきたMHC分子，CD4とCD8分子，抗原受容体，接着分子，さらに抗体は構造的に共通点があり，総称して免疫グロブリンスーパーファミリーと呼ばれ，共通した遺伝子から進化している 図1-37 ．どの分子もアミノ酸70～110個からなる機能をもったドメインを1個または複数個もっている．ドメインは2つの逆平行のβシート構造がサンドイッチのように向き合い，S-S結合で安定化されている．多くの分子は二量体かオリゴマーで，1つの鎖のドメインは他の鎖のドメインと会合している．

5 T細胞の活性化と免疫応答

　これまでの流れをまとめると，細胞性免疫を担うナイーブT細胞は血流を介してリンパ節に集積し，病巣組織で抗原を捕捉処理した樹状細胞とリンパ節で会合し，樹状細胞から抗原提示を受けて活性化し，末梢血に戻って病巣で本来の役割を果たす(**リンパ球再循環，lymphocyte recirculation**) 図1-10 ．

　ナイーブT細胞は，リンパ節内で抗原を提示され抗原特異的に増殖し(clonal expansion)，エフェクターT細胞へ分化するが 図1-4 ，この過程で両細胞は異なった接着分子やケモカイン受容体を発現し，それぞれリンパ節や病巣へ遊走する．一部の活性化T細胞は，免疫の特徴である「二度なし」を担うメモリーT細胞として体内に長期生存するが 図1-19 ，リンパ節内に留まる central memory T cell と，主に血中と末梢組織に留まり迅速に反応する effector memory T cell に分類される．ナイーブT細胞の試験管内での刺激では，細胞表面マーカーの解析から**幹細胞様メモリー**(stem cell-like memory)**T細胞**からセントラルメモリーT細胞，次にエフェクターメモリーT細胞への分化が確認され，この順に存在能が高いことがわかっている．

1 T細胞の免疫応答

　効率的なT細胞の活性化には，T細胞がリンパ節内に停滞し，受容体が樹状細胞と強固に結合し，T細胞成長因子のサイトカインIL-2による増殖と分化を成し遂げ機能することにある 図1-19 ．そのため，各段階(**シグナル1〜3**)にいくつかの特異的かつ動的な刺激分子の発現と結合が必須である 図1-38 ．

　樹状細胞のMHCクラスII分子＋抗原ペプチド複合体とTCRの親和性と刺激は弱く(**シグナル1**)，くわえて樹状細胞側のB7-1/B7-2(CD80/CD86)とT細胞側のCD28の共刺激分子(co-stimulator)を介したシグナルが必要で(**シグナル2**) 図1-38 ，シグナル1の単独刺激ではT細胞の活性化は得られず**不応答**(anergy)になる．その他，誘導性の共刺激分子として樹状細胞とT細胞には，ICOS-L/ICOS，CD137-L/CD137，OX40-L/OX40

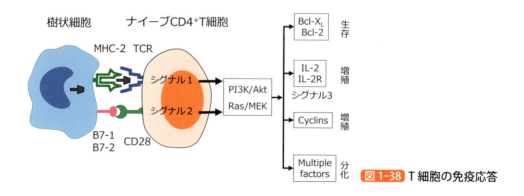

図1-38 T細胞の免疫応答

Ch.5 T細胞の活性化と免疫応答

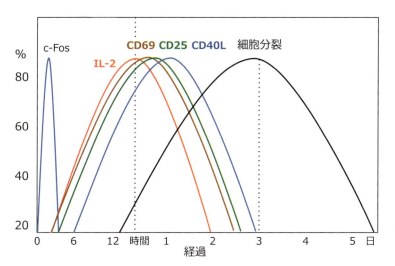

図1-39
T細胞の活性化と表面マーカー

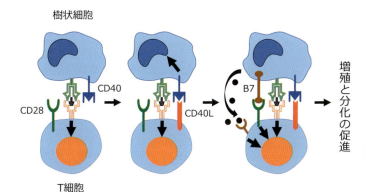

図1-40
T細胞活性化におけるCD40の役割

(CD134),GITR-L/GITR(CD357)の経路がある 図1-59.

　ナイーブT細胞は抗原ペプチドを提示されると,最初に**CD69**を発現してリンパ節内に留まり,次にIL-2受容体のIL-2Rα(CD25)を発現し,自身が分泌するIL-2によってオートクライン的に増殖する(**シグナル3**) 図1-39.さらに共刺激分子**CD40L**(CD154)を発現して樹状細胞の**CD40**と結合し,サイトカインの分泌を増強し,双方向性にさらなる活性化を誘導する 図1-40.この樹状細胞のCD40-CD40Lを介した活性化を樹状細胞のlicensingと呼んでいる.

　一方,過剰にT細胞が刺激され自己破壊つまり自己免疫に向かう暴走を防ぐため,T細胞にはCTLA-4やPD-1などの**共抑制分子(co-inhibitor)**が誘導される(☞ p.47,「T細胞の免疫寛容」参照).

2 CD4⁺T細胞とその亜群

　ナイーブ**CD4⁺T細胞**は抗原提示細胞のMHCクラスⅡ分子＋抗原ペプチド複合体を認識

Part I ● 免疫学の基本的な知識

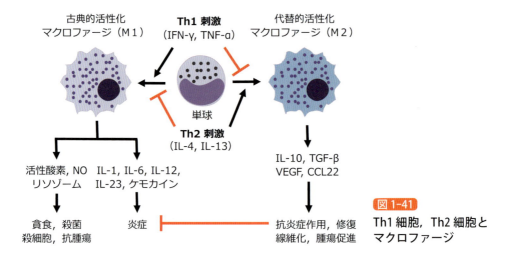

図 1-41 Th1 細胞，Th2 細胞とマクロファージ

し，エフェクター CD4⁺T 細胞つまりヘルパー T 細胞(Th 細胞)へ分化し病巣またはリンパ節内に集積する 図1-19 ．Th 細胞は産生するサイトカインの種類によって亜分類され，それぞれのサブセットは異なった接着分子，ケモカイン受容体，転写因子を発現し，他の免疫細胞の増殖と機能を刺激し，さらに B 細胞の分化と抗体産生を促進する 表1-2 ．

　Th 細胞は，樹状細胞やマクロファージなど抗原提示細胞さらには NK 細胞が産生するサイトカインの種類によって各サブセットへ分化しているが 表1-2 ，これら異なったサイトカイン産生は抗原の種類に依存していると考えられている．さらに Th 細胞は，自己が産生するサイトカインによってオートクライン的に増殖するが，このサイトカインは他の Th 細胞サブセットを抑制し免疫反応を一定の方向へ誘導する．同様にマクロファージや CTL の活性化においては，**Th1 細胞**と **Th2 細胞**が産生するサイトカイン(**Th1 サイトカイン**，**Th2 サイトカイン**)は相反する作用を示す 図1-41 ．とくに腫瘍免疫に関わりの深い Th1 細胞は IFN-γ を産生し，がん細胞の MHC クラス I 分子を誘導し CTL の機能を高めると共に，Th1 細胞自身による細胞傷害活性も示唆されている．

3 CD8⁺T 細胞

　CD8⁺T 細胞は樹状細胞の MHC クラス I 分子＋抗原ペプチド複合体を認識し，エフェクター CD8⁺T 細胞つまり細胞傷害性 T 細胞(CTL)へ分化する 図1-19 ．CD8⁺T 細胞の活性化には Th 細胞の支援が必要で，**Th1 サイトカイン**の IL-2，IL-12，IFN-γ による刺激，もう一つは CD40-CD40L を介した樹状細胞を経由した刺激がある 図1-42 ．さらに CD8⁺T 細胞と Th1 細胞は同じ **T-bet** 転写因子をもつので，両者が産生する IFN-γ は相乗効果をもたらす．IFN-γ は標的細胞の MHC クラス I 分子の発現も誘導する効果もあり，抗腫瘍免疫には都合が良い．

　活性化した CTL の TCR は，標的細胞の MHC クラス I ＋抗原ペプチド複合体を認識すると，接着分子を伴い CTL と標的細胞の間に強固な結合帯を形成する 図1-43 (**免疫シナ**

Ch.5 T細胞の活性化と免疫応答

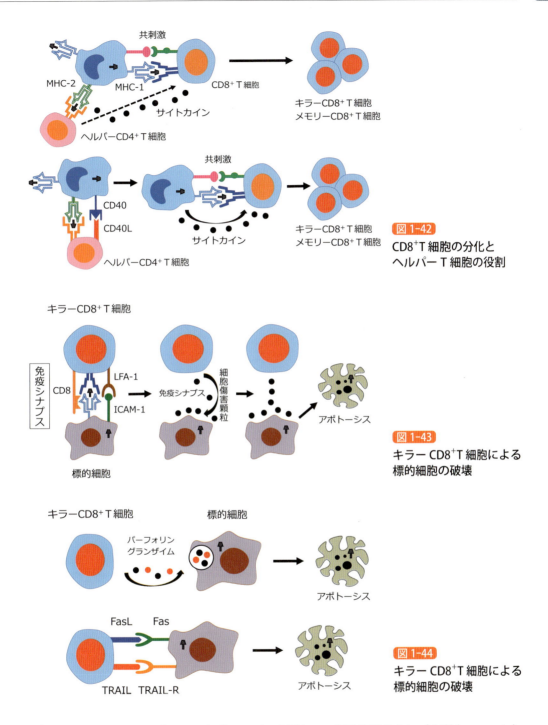

図 1-42
CD8⁺T細胞の分化と
ヘルパーT細胞の役割

図 1-43
キラーCD8⁺T細胞による
標的細胞の破壊

図 1-44
キラーCD8⁺T細胞による
標的細胞の破壊

プス，immune synapse）．この免疫シナプスを通して，**細胞傷害性タンパク質**（cytotoxin）のパーフォリンで細胞膜に穴をあけて，グランザイムBを注入してアポトーシスを誘導する．さらにFas ligand（FasL）やTRAIL（TNF-related apoptosis-inducing ligand）を発現し，標的細胞の死シグナルFasやTRAIL受容体とそれぞれ結合してアポトーシスを誘導する 図1-44 ．

6　B細胞の活性化と免疫応答

　液性免疫を担うB細胞は抗原認識とT細胞への抗原提示を担う他に，活性化するとエフェクターB細胞つまり形質細胞へ分化してエフェクターである抗体つまり**免疫グロブリン(Ig, immunoglobulin)** を産生する 図1-22 図1-23 ．ナイーブB細胞(IgM^+IgD^+)の抗原受容体は免疫グロブリン **IgM** の膜結合体(膜型)と IgD であり，逆に血中 IgM 抗体は B細胞受容体の分泌型に相当する．このようにT細胞の免疫応答と違い複雑である．

　組織や血中に侵入した抗原はリンパ液や血液を介して，B細胞が豊富に存在するリンパ節や脾臓などの二次リンパ組織に運ばれるが，B細胞が認識する抗原はタンパク質，多糖，脂質，核酸，小分子化合物など多種多様なため，それぞれ抗原提示様式が異なっている 図1-45 ．組織中へ侵入した可溶性の分子量 70 kD 以下の小さい抗原は，リンパ流に乗ってリンパ節で直接にB細胞に捕捉されプロセッシングを受ける．一方，大きな抗原はそのままリンパ組織内のマクロファージや濾胞樹状細胞に捕捉されB細胞へ提示される．B細胞はT細胞と違って，プロセッシングを受けない(抗原ペプチドではない)天然または自然な形の抗原を認識し結合することができる．

　とくにB細胞サブセットの**B1細胞**と**辺縁帯B細胞**は，抗原受容体にIgMだけ発現し，前者は腸管粘膜や血中から侵入する病原微生物の多糖と脂質，後者は多糖を認識し，迅速に反応する自然免疫を担っている．

1　B細胞の免疫応答

　B細胞の免疫応答は，抗原と活性化経路によって異なっている．抗原にはタンパク性と非タンパク性(糖質，脂質など)があり，タンパク抗原はB細胞内でプロセッシングを受けて

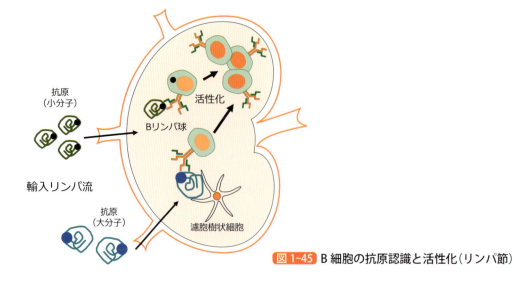

図1-45　B細胞の抗原認識と活性化（リンパ節）

Ch.6 B細胞の活性化と免疫応答

MHCクラスⅡ＋抗原ペプチド複合体がヘルパーCD4⁺T細胞へ提示され 図1-46 ，非タンパク抗原ではT細胞を介さずにB細胞の活性化が成立する．B細胞の免疫応答には**T細胞依存性応答**（T-dependent response）と**T細胞非依存性応答**（T-independent response）の2つの経路がある．B細胞のT細胞依存性活性化，つまりB細胞とTh細胞の共同作業によって抗原に高親和性の抗体を産生する分化の過程を**アフィニティ成熟**（affinity maturation）と呼んでいる 図1-47 ．

B細胞のT細胞依存性応答には，T細胞と樹状細胞との免疫応答と同様に 図1-40 ，抗原によって活性化されたB細胞のCD40とTh細胞のCD40L（CD154）が結合し，さらにB細胞の増殖と分化が促進される 図1-46 ．このリンパ組織内のTh細胞つまり**濾胞ヘルパーT細胞**（Tfh細胞）は，CD4⁺T細胞が濾胞性樹状細胞とB細胞から刺激を受けて分化したもので，Tfh細胞に特徴的な**IL-21**を産生してB細胞の分化と胚中心反応を促進する．**胚中心反応**（germinal center reaction）とは，T細胞依存性B細胞応答の開始から数日以内

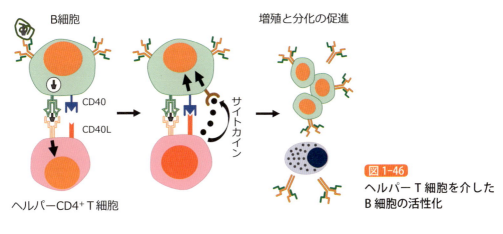

図1-46 ヘルパーT細胞を介したB細胞の活性化

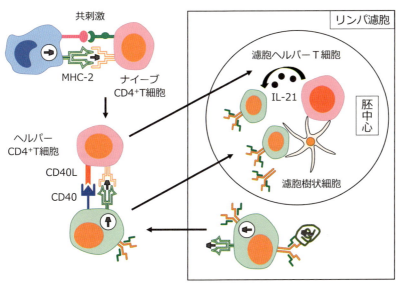

図1-47 B細胞の活性化と胚中心反応

Part I ● 免疫学の基本的な知識

に**胚中心**(germinal center)が形成される過程を言い，リンパ濾胞内の胚中心はTfh細胞，活性化B細胞，長期生存するメモリーB細胞や形質細胞が集中する抗体産生工場と言える（図1-47）．

2 抗体産生

B細胞は活性化すると抗原特異的に増殖し，メモリーB細胞とエフェクターB細胞つまり抗体産生細胞である形質細胞へ分化し，1週間以内にIgMを主体とした1日約10^{12}個以上もの抗体を産生する(**一次応答**，primary response)．1個の活性化B細胞は最大5,000個の形質細胞を作りだすとされている．B細胞の免疫応答は活性化の経路によって異なるが，長期生存するメモリーB細胞はリンパ組織内に留まり，一部の形質細胞は骨髄へ移動して少量ではあるが持続的に抗体を産生する．同じ抗原の再暴露では，メモリーB細胞は迅速に形質細胞に分化して質と量ともに充実した抗体を産生し(**二次応答**，secondary response)，いわゆる免疫の特徴である「二度なしの法則」を担う（図1-48）．

自然免疫を担うB1細胞と辺縁帯B細胞は，定常状態にも腸管粘膜から侵入しようとする細菌に対して，その多糖や脂質を認識して短命なIgM産生形質細胞へ分化してIgM抗体を持続的に産生している．これらの抗体を特別に**自然抗体**(natural antibody)と呼んでいる．

a T細胞依存性と非依存性の抗体応答

タンパク抗原によるナイーブB細胞(IgM^+IgD^+)とTh細胞のCD40-CD40Lを介した

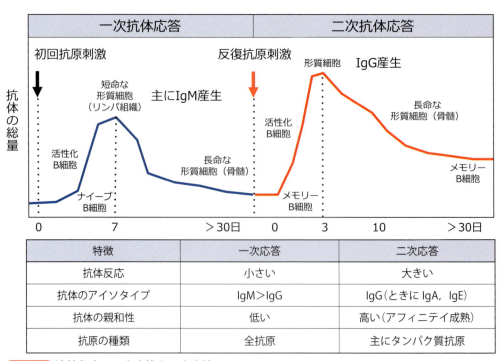

特徴	一次応答	二次応答
抗体反応	小さい	大きい
抗体のアイソタイプ	IgM＞IgG	IgG（ときにIgA，IgE）
抗体の親和性	低い	高い（アフィニティ成熟）
抗原の種類	全抗原	主にタンパク質抗原

図1-48 液性免疫の一次応答と二次応答

Ch.6 B細胞の活性化と免疫応答

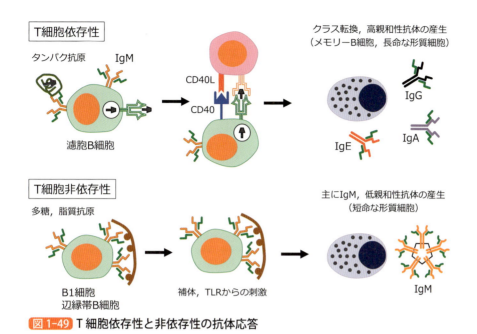

図1-49 T細胞依存性と非依存性の抗体応答

T細胞依存性抗体応答は，胚中心反応つまりB細胞のアフィニティ成熟や抗体のクラス転換を誘導して，高い親和性と長期安定した抗体(IgA, IgE, IgG)の産生を促進する 図1-49．一方，非依存性応答では低い親和性の短命なIgM抗体だけが産生され，B1細胞(IgM^+IgD^-)と辺縁帯B細胞(IgM^+IgD^-)の抗体応答がこれに相当する．同時にT細胞依存性応答では，長期生存するメモリーB細胞と形質細胞を誘導する．

b 抗体のクラス（アイソタイプ）転換〔class（isotype）switching〕

液性免疫のエフェクターである抗体つまり免疫グロブリンは，抗原の種類と免疫グロブリンの機能に応じてIgA, IgD, IgE, IgG, IgMの5つのクラス（または**アイソタイプ**）に分類される．本来，ナイーブB細胞(IgM^+IgD^+)の抗原受容体として細胞表面に発現するのはIgMとIgDだが，分泌されて末梢で機能するのはIgMだけである．つまり活性化したB細胞では機能性が低い短命なIgMから，より抗原に特化した機能性の高いIgA, IgE, IgG産生のため**クラス転換**（class/isotype switching）が必要となる．クラス転換とは，後で述べるIg基本構造の**重鎖**（H鎖, heavy chain）がサイトカインの刺激によって，臨機応変にIgMのμ鎖からそれ以外のα鎖，ε鎖，またはγ鎖へ変化することである．例えば，がん細胞の変異タンパク質が樹状細胞に取り込まれると，その抗原ペプチドがナイーブ$CD4^+$T細胞へ提示されIFN-γを産生するTh1細胞へ分化する．Th1細胞はナイーブB細胞(IgM^+IgD^+)を活性化させると同時に，IgGを産生する形質細胞へ分化させる 図1-50．

クラス転換に必要な条件は**CD40-CD40L**を介したT細胞依存性応答，つまりTh細胞が分泌する特異的なサイトカインによる刺激が必須となる．第1にTh細胞の刺激は**活性化誘導デアミナーゼ**（AID, activation-induced deaminase）を誘導し，第2にAIDは再構成されたVDJ+H鎖遺伝子のスイッチ(S)領域の遺伝子組換えを誘導して，第3にS領域がス

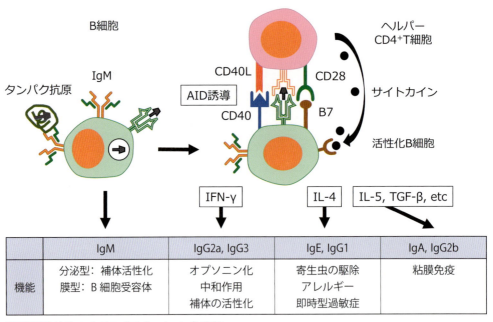

図 1-50 抗体のクラス（アイソタイプ）転換

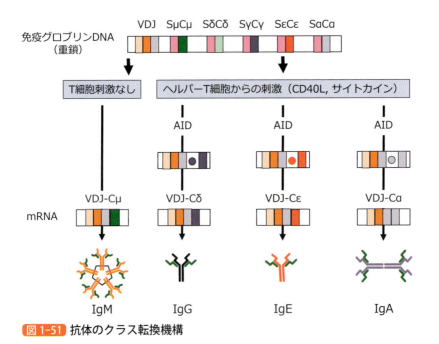

図 1-51 抗体のクラス転換機構

プライスされて新しいクラスの H 鎖をもった免疫グロブリンが生成される 図 1-51 ．ちなみに **IL-4** は IgG1 と IgE，**IL-5** は IgA，IFN-γ は IgG2a と IgG3，TGF-β は IgG2b と IgA へのクラス転換を誘導する．

7 抗体の構造と機能

抗体(antibody)とは，形質細胞によって産生され，あらゆる抗原に対し特異的に結合する糖タンパク質である．これら抗体の総体を**抗体レパトア**(antibody repertoire)と呼び，総数は 10^{16} 種類にも及ぶが，実際には B 細胞数を考えると約 10^9 種類になる．抗体には**膜結合型**と**分泌型**があり，膜結合型は B 細胞表面の抗原受容体として機能し，B 細胞から成熟した形質細胞が産生する分泌型は抗原に結合し，抗原の不活化ないし免疫細胞による細胞傷害を支援する．このような抗体の免疫能から，抗体は血清タンパク質の**γグロブリン**分画の一部でもあり**免疫グロブリン**(Ig, immunoglobulin)とも呼ばれている．ちなみにγの由来は，血清タンパク質を電気泳動で流した時，3 番目(γ：ラテン語の 3 番目)に出てくるタンパク質バンド(band)を意味する．

抗体は血清，組織液，粘液中に広く存在して，全身のあらゆる組織で機能することができる．体重が約 70 kg であれば，毎日，2〜3 g の抗体が産生され，その約 3 分の 2 は腸管粘膜や気管支粘膜などから分泌される IgA，血中では IgG が最も多い．

先にも述べたように(☞ p. 28，「抗原受容体の構造と機能」参照)，抗体，抗原受容体，MHC 分子，接着分子，CD4 と CD8 分子は構造的に共通点があり，総称して**免疫グロブリンスーパーファミリー**と呼ばれ，共通した遺伝子から進化している 図1-37．

1 構造

抗体(免疫グロブリン)の基本構造は 4 つのポリペプチド鎖からなり，同じ 2 本の**重鎖**(H 鎖, heavy chain)と同じ 2 本の**軽鎖**(L 鎖, light chain)が Y 字型に集合し，これらは**ジスルフィド結合**(S-S 結合)によって結ばれている 図1-52．さらに H 鎖と L 鎖は抗原結合部位

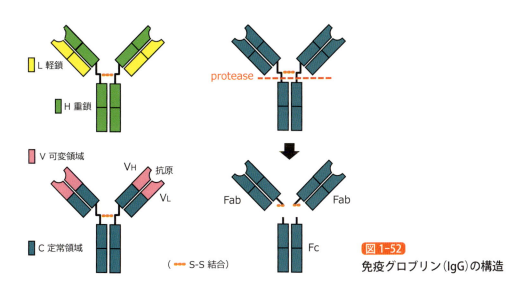

図1-52 免疫グロブリン(IgG)の構造

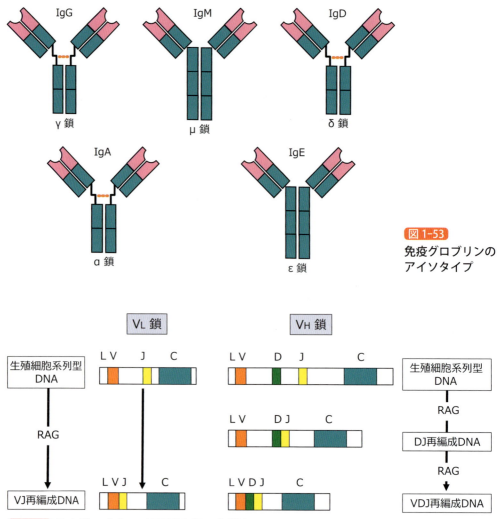

図 1-53 免疫グロブリンのアイソタイプ

図 1-54 免疫グロブリンの抗原結合部の多様性

の**可変領域**（V 領域，variable region）と**定常領域**（C 領域，constant region）から成り，C 領域は遺伝的に多型が存在し個人識別が可能な抗原として**アロタイプ**（allotype）と呼び，V 領域のそれを**イディオタイプ**（idiotype）と呼んでいる．

　H 鎖には 5 種類（α 鎖，δ 鎖，ε 鎖，γ 鎖，μ 鎖），L 鎖には 2 種類（κ 鎖，λ 鎖）が存在する．免疫グロブリンは L 鎖の κ 鎖または λ 鎖のどちらか片方をもち，機能的には同じだが，3 分の 2 は κ 鎖，3 分の 1 は λ 鎖である．免疫グロブリンは H 鎖の C 領域の違いによって **IgA，IgD，IgE，IgG，IgM** の 5 つのクラスに分類され機能している 図 1-53 ．さらに IgA の H 鎖には α1 と α2，IgG の H 鎖には γ1，γ2，γ3，γ4 の 4 種類があり，それに伴い IgA はサブクラス IgA1 と IgA2，IgG は IgG1，IgG2，IgG3，IgG4 のアイソタイプに分かれ，量的および機能的に異なっている．量的には抗原ペプチドに対し最も多く産生される IgG1，次に IgG2≫IgG3＞IgG4 の順に少ない．免疫グロブリンの IgA は血清型と分泌型があり，

分泌型 IgA は二量体，IgM は五量体，その他は単量体として血清中に存在する．

H 鎖と L 鎖の V 領域には，1 つずつ抗原に結合する V_H ドメインと V_L ドメインがあり，2 つで抗原結合部位を形成している．B 細胞は形質細胞へ分化する過程で，V_H 遺伝子（VDJ）と V_L 遺伝子（VJ）に RAG タンパク酵素を介して体細胞遺伝子組換えが起こり，それぞれの遺伝子断片が結合して，抗原結合部位の多様性を形成する 図 1-54．さらに B 細胞の成熟に伴って遺伝子組換えが増すと，抗原に対する抗体の親和性が高くなっていく（affinity maturation）．

2 機能

抗体の主な機能は，①病原体や毒素への結合による中和または不活化作用，②**補体依存性細胞傷害**（CDC，complement-dependent cytotoxicity），③**抗体依存性細胞傷害（ADCC）**の 3 つであり 図 1-55，それぞれの免疫グロブリンに特徴的なエフェクター機能がある 表 1-7．腫瘍免疫では補体による CDC と NK 細胞による ADCC が重要となる 図 1-56．

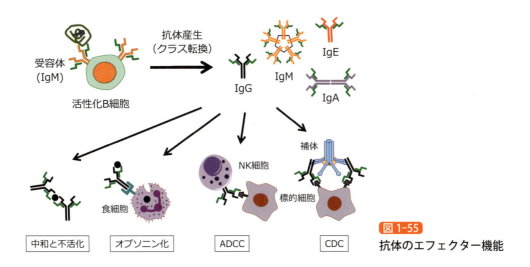

図 1-55 抗体のエフェクター機能

表 1-7 抗体アイソタイプの機能的特徴

アイソタイプ	特徴的なエフェクター機能
IgG	抗原のオプソニン化，補体の古典的な活性化，抗体依存性細胞傷害，胎児免疫：母親から胎児へ，B 細胞活性化のフィードバック抑制
IgM	分泌型：補体の古典的な活性化 膜型：ナイーブ B 細胞の抗原受容体
IgA	粘膜免疫：腸管と気道内への IgA 分泌
IgE	肥満細胞の脱顆粒（即時型アレルギー） 寄生虫の駆除
IgD	ナイーブ B 細胞の抗原受容体

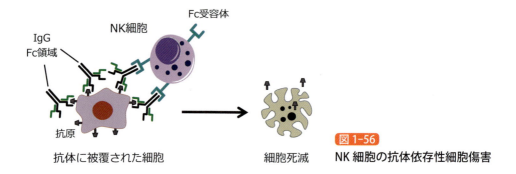

図 1-56 NK細胞の抗体依存性細胞傷害

表 1-8 Fc受容体の特徴

FcR	Igへの親和性	発現細胞	機能
FcγR I (CD64)	高い (IgG1, IgG3)	マクロファージ，好中球，好酸球	食細胞の活性化
FcγR II A (CD32)	低い	マクロファージ，好中球，好酸球，血小板	食細胞の活性化
FcγR II B (CD32)	低い	Bリンパ球，マクロファージ，樹状細胞，その他	細胞性免疫のフィードバック抑制
FcγR II C (CD32)	低い	マクロファージ，好中球，NK細胞	食細胞の活性化
FcγR III A (CD16)	低い	NK細胞	ADCC
FcγR III B (CD16)	低い	好中球	食細胞の活性化
FcεR I	高い (IgE)	肥満細胞，好塩基球，好酸球	脱顆粒の活性化
FcεR II (CD23)	低い	Bリンパ球，好酸球，ランゲルハンス細胞	不明
FcαR (CD89)	低い	好中球，好酸球，単球	細胞の活性化？

　免疫グロブリンには構造的にヒンジ領域と呼ばれる領域があって，H鎖とL鎖の2つの抗原結合部位は柔軟に相対位置を変えて抗原を捉えることができる．免疫グロブリンをプロテアーゼのパパインで処理すると，このヒンジ領域で切断され2つの**抗原結合性フラグメント**（Fab，Fragment antigen binding）と1つの**結晶性フラグメント**（Fc，Fragment crystallizable）に分けられ，**Fc領域**（H鎖のC領域）は免疫細胞の**Fc受容体**に結合する 図 1-52 ．つまりFab領域は抗原結合によって抗原を抗体で覆って中和し，Fc領域は補体の活性化と，貪食細胞や細胞傷害性細胞のFc受容体と結合して抗原を貪食または破壊する 図 1-55 ．このように抗体や補体で抗原を被覆することを**オプソニン化**（opsonization），被覆する分子を**オプソニン**（opsonin）と呼んでいる．

補体は肝臓で産生され，循環または膜に結合するタンパク質分解酵素である．補体は直接に抗原，または免疫グロブリンの Fc 領域に結合すると補体の古典的経路が活性化して，膜侵襲複合体を形成し細胞膜に穴をあけ抗原や細胞を破壊する 図1-55．これを補体依存性細胞傷害（CDC）と呼び，補体結合能は IgM と IgG にのみ存在し，その作用は IgG3＞IgG1＞IgG2 の順に強く IgG4 にはほとんどない．

免疫細胞がもっている Fc 受容体は，免疫グロブリン H 鎖に対する親和性によって分類され，とくに IgG の γ 鎖に対する **Fcγ 受容体（FcγR）** は高い順にⅠ，Ⅱ，Ⅲの 3 つに分かれている 表1-8．その中で FcγRⅡB だけは，むしろ免疫抑制に作用する．また免疫グロブリンのアイソタイプによっても Fc 受容体の活性化が異なり，一般に IgG1 と IgG3 は強く，IgG2 は低く，IgG4 にはほとんどない，つまり IgG4 抗体には CDC 活性と ADCC 活性がほとんどないことを意味する．

8 免疫寛容と自己免疫

　免疫寛容（immunological tolerance）とは，免疫系が抗原に対して不応答つまり免疫反応を起こさない現象である．基本的に免疫系は，定常状態には自己抗原つまり自らの細胞や組織に対し不応答の状態にあり（**自己寛容，self-tolerance**），自己に反応して傷害することはない．しかし状況によっては，**自己に対し免疫反応**（autoreactive/self-reactive）を起こす場合を**自己免疫**（autoimmunity）と呼び，自己免疫によって引き起こされる病気を**自己免疫疾患**（autoimmune disease）と定義している．一方，換言すれば，免疫系には自己抗原に対する免疫応答への抑制機構が存在し，その抑制が非自己の抗原に作動すれば生体にとって不利益となることを意味している．つまりがん患者では，免疫系はがん細胞排除に向かう反応が抑制されていることになる．

　自己寛容には**中枢性寛容**と**末梢性寛容**の概念があり 図1-57 ，T細胞およびB細胞ともに前者は一次リンパ組織，後者は二次リンパ組織またはその他の組織や臓器において誘導され，自己寛容は中枢と末梢で二重に機能している．また末梢ではT細胞の起動相（priming phase）と効果相（effector phase）の2つの相で免疫寛容を誘導する機構ないし分子が存在し，とくに**免疫チェックポイント**（immune checkpoint）分子による免疫寛容の誘導が注目されている．

1 中枢性寛容

　中枢性寛容（central tolerance）では，リンパ球の成熟過程において，胸腺や骨髄で提示される自己抗原に対し強く反応するリンパ球（**自己反応性リンパ球**）は除去される（negative

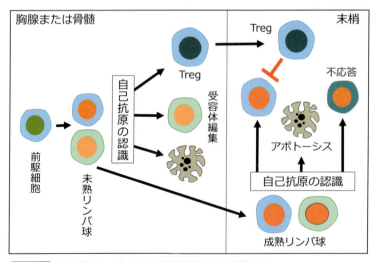

図1-57 自己抗原に対する中枢性寛容と末梢性寛容

selection) 図1-3 . しかし中枢性寛容は完全とは言えず，一次リンパ組織内で十分に提示されない自己抗原があるため，それを補完する意味でも末梢性寛容は重要である．例えば，膵臓のインスリンは一次リンパ組織内にないため，末梢血にはインスリンに反応するリンパ球が存在している可能性がある．しかし自己抗原を提示する胸腺髄質上皮細胞は転写因子の *AIRE*（自己免疫制御因子，autoimmune regulator）を発現し，胸腺にない全身の自己タンパク質を作りだしてTリンパ球へ提示し自己寛容を誘導している（thymic tolerance）．したがって *AIRE* 遺伝子変異は，この経路での自己寛容の誘導ができず，**多腺性自己免疫症候群**（APS1，autoimmune polyendocrine syndrome type 1）を惹起することがわかっている．

2 末梢性寛容

末梢性寛容（peripheral tolerance）は，免疫反応の進行の過程を考慮すると，抗原提示によるTリンパ球活性化の起動相と，活性化リンパ球が機能する効果相に存在し，起動相では樹状細胞が重要な役割を果たしている 図1-58A ．定常状態の未熟な樹状細胞は共刺激分子の発現が低く，新陳代謝によりアポトーシスに陥った正常細胞の断片を捕捉し，自己抗原をT細胞へ提示して不応答を誘導し 図1-58B ，さらにTregの誘導と活性化を介して免疫寛容をもたらしている．また誘導または活性化されたTregは，免疫チェックポイント分子を発現して樹状細胞を抑制する 図1-58E ．とくに免疫チェックポイント分子 **CTLA-4** はTregには恒常的に発現し，共刺激分子の **B7** に優先的かつ強固に結合してシグナル2を遮断する．

効果相においては，たとえ自己抗原の反復刺激によって過剰にT細胞が活性化したとしても，T細胞が発現する免疫チェックポイント分子 **PD-1** は正常細胞の **PD-L1** と結合してアポトーシスに陥る．つまり末梢性の自己寛容は起動相と効果相で二重に誘導され，自己免疫を完全に回避している．

3 T細胞の免疫寛容

T細胞の中枢性寛容は，上述のように胸腺内での**負の選択**（negative selection）によって誘導される．一方，末梢性寛容の誘導には4つの機序が考えられ，①抗原の**無視**（ignorance）または隔離，②自己反応性T細胞の**除去**（deletion），③T細胞の**不応答**（アナジー，anergy），④制御性T細胞による寛容がある 図1-58 ．

① 抗原の無視（ignorance）または隔離

抗原が免疫系から隔絶ないし，臓器内で免疫反応を制御している状態をさし，**免疫隔離**（immune privilege）と称される．脳，角膜，精巣，胎児には免疫隔離があり，一般に免疫反応は起こりにくいとされている．例えば脳と角膜には，それぞれ脳血液関門と眼血液関門（血液網膜関門など）が存在して解剖学的に隔絶され，眼球や精巣の一部の細胞は恒常的にPD-L1やFasLを発現してT細胞寛容を誘導している．さらに精巣，神経系，赤血球などは

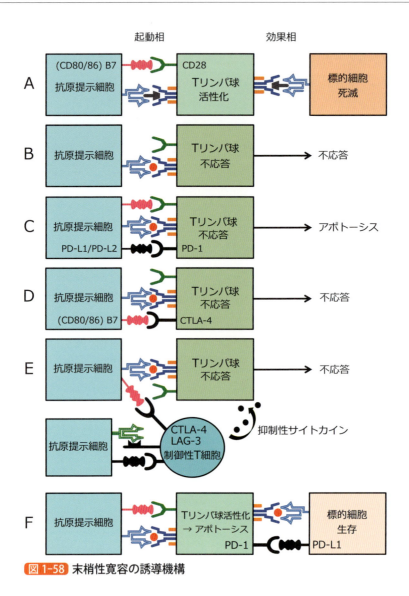

図 1-58 末梢性寛容の誘導機構

MHC 分子を発現していないため T 細胞は認識できない．

② 自己反応性 T 細胞の除去（deletion）

T 細胞が末梢で自己抗原に繰り返しまたは長時間にわたって刺激を受けると，FasL などアポトーシス関連分子を発現して死滅する（activation-induced cell death）．

③ 不応答（anergy）

T 細胞の活性化には，TCR からのシグナル 1 と共刺激分子のシグナル 2 の両方が必要で，シグナル 2 がない T 細胞は活性化されず不応答が誘導される 図1-58B ．一般に自己抗原では樹状細胞の共刺激分子 B7 の誘導が乏しいため T 細胞は不応答に陥る．また自己抗原による強い刺激は，T 細胞に共抑制分子の CTLA-4 ないし PD-1 が誘導され，シグナル 2 またはシグナル 1 が欠落し 図1-58C, D ，T 細胞は不応答になる．

④ 制御性T細胞（Treg）

　Tregは胸腺で自己抗原に反応するナイーブ$CD4^+$T細胞と，一部は二次リンパ組織とくに腸管リンパ組織のナイーブ$CD4^+$T細胞から分化する抑制性のT細胞である．その抑制機序には，第1に免疫チェックポイント分子CTLA-4の発現によってT細胞のCD28から樹状細胞へのB7結合を奪う（シグナル2の欠落），第2にTregの**CD25（IL-2Rα）**と共に高親和性IL-2受容体を構成的に発現し，周囲からIL-2を奪いナイーブT細胞の活性化を阻止，第3に抑制性サイトカインの**TGF-β**，**IL-10**，**IL-35**を分泌することが考えられている 図1-58E ．したがってTregの免疫抑制作用は強力で，末梢性T細胞寛容にとって重要な因子である．

a 抑制性サイトカイン

　代表的な**抑制性サイトカイン**（inhibitory cytokines）である**TGF-β**（transforming growth factor-β）は，ナイーブ$CD4^+$T細胞からTregへの誘導因子であると同時に，IL-10と共にTregのエフェクター分子でもある．いずれも過剰な免疫反応を抑制し，炎症を沈静化して組織修復へ誘導する役割を果たしている．

　TGF-βは，Treg，活性化M2マクロファージなど多くの細胞で産生され，その機能は，①T細胞や好中球の増殖と機能を抑制，②Th17細胞とTregを誘導し反対にTh1細胞とTh2細胞を抑制，③B細胞のクラス変換を介してIgA抗体産生を刺激，⑤血管新生の増進，マクロファージや線維芽細胞によるコラーゲン合成の刺激を介して炎症後の組織修復を促進する．これらの抑制作用によって過剰な免疫および炎症反応を沈静化する．

　IL-10は，Treg，活性化M2マクロファージ，樹状細胞，Bregなどから産生され，機能として活性化M1マクロファージと樹状細胞の抑制因子で，過剰な免疫反応のネガテイブ・フィードバック（negative feedback）の役割を担って自動制御している．具体的には，IL-10は活性化M2マクロファージと樹状細胞によるIL-12産生の抑制，MHCクラスⅡ分子と共刺激因子の発現を抑制する．実際，IL-10受容体遺伝子の変異は，この免疫抑制作用に障害をきたし自己免疫疾患を誘発するが，とくに腸管粘膜の傷害が強く出る．また一部のB細胞はIL-10を産生して，免疫抑制機能をもち**制御性B細胞**（Breg，regulatory B cell）と呼ばれている．IL-10は低濃度で免疫抑制作用を示すが，高濃度では腫瘍内の$CD8^+$T細胞を活性化かつ増殖させるため，現在，治療薬として開発されている．

　腸管粘膜では，定常状態でも免疫系と腸内細菌との攻防が繰り広げられ，過剰な免疫反応を抑制するため，多くのTregが集積しTGF-βとIL-10産生能が高い．その結果，腸管粘膜にはIgA産生B細胞の集積も高く，毎日，大量のIgAが産生されていることがうかがえる．

b 免疫チェックポイント

　免疫チェックポイント（immune checkpoint）とは，免疫系，主にT細胞の不応答を誘導する機構および分子である．基本的に免疫系は刺激と抑制の均衡を恒常的に保っているが（immune homeostasis），過剰な反応は自己免疫を誘導し生体にとっては障害となる．したがって免疫チェックポイントによる免疫寛容は，自己抗原に対し不応答を誘導して自己を守るために存在している．現在，免疫系に限らず多くの細胞に，複数の免疫チェックポイント

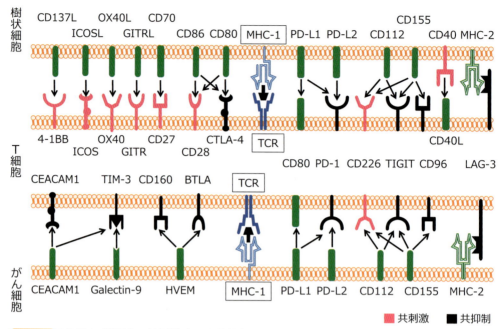

図 1-59 T細胞に発現する共刺激分子と共抑制分子

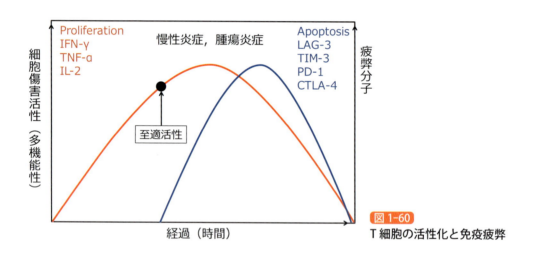

図 1-60 T細胞の活性化と免疫疲弊

分子ないしそのリガンドが発現し 図 1-59, その発現と機能には**階層性**(hierarchy)と相乗作用がみられる. 前述のCTLA-4やPD-1のように, 免疫反応が進むほぼ全ての場面で自己寛容を誘導している.

T細胞は慢性的ないし反復する抗原刺激によって過剰に活性化すると, 自らアポトーシスをきたす分子すなわち**疲弊分子**(exhaustion molecule)を発現するが, その一つが免疫チェックポイント分子である 図 1-60. したがって免疫チェックポイント分子はT細胞の**疲弊マーカー**(exhaustion marker)とも呼ばれ, その発現は慢性ウイルス感染やがんなどの慢性炎症の存在を示唆する. 以下に代表的なCTLA-4とPD-1について概説する.

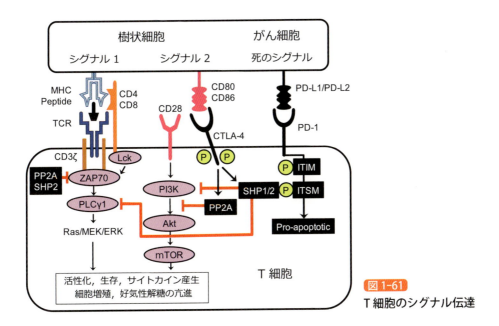

図1-61 T細胞のシグナル伝達

① CTLA-4 (cytotoxic T lymphocyte antigen-4/CD152)

CTLA-4は共刺激因子の**CD28ファミリー**から分離され，T細胞を抑制する免疫チェックポイント分子としての役割が判明した．CTLA-4は活性化T細胞には一過性に，Tregには常に発現しているが，その他にNK細胞，B細胞，樹状細胞，単球，顆粒球，血液幹細胞，胎盤線維芽細胞，下垂体などに発現している．CTLA-4欠損マウスは系統種に限らず，急速なリンパ球浸潤を伴う全身性炎症による多臓器不全をきたし死亡する．過度の刺激を受けたT細胞に一過性に発現したCTLA-4は，B7との結合によりシグナル2を，さらにSHP2およびPP2Aを細胞内ドメインに集積しCD3ζを直接抑制してシグナル1を遮断させる 図1-61．これら2つの経路によりCTLA-4を発現したT細胞は疲弊状態に陥る．CTLA-4遺伝子はTregの転写因子FoxP3の標的遺伝子であることから，Tregの活性化にも関与している．

② PD-1 (programmed-cell death-1/CD279)

PD-1はCD28ファミリーからアポトーシス関連分子として同定され，活性化および疲弊したT細胞やTreg，B細胞，NK細胞，さらに樹状細胞や単球にも発現している．特定のPD-1欠損マウスでは系統ごとにSLE，糸球体腎炎，関節炎，拡張型心筋症などの異なった自己免疫疾患を発症し，PD-1は自己寛容を制御する因子と考えられた．PD-1のリガンドとしてPD-L1とPD-L2が同定され，PD-L1はリンパ球系以外にも自己寛容の主役として全細胞に幅広く発現するが，PD-L2は限局的で活性化した抗原提示細胞に発現している．T細胞刺激でPD-1が発現し，抗原提示細胞や標的細胞のPD-L1またはPD-L2によってPD-1の細胞内ドメインがリン酸化されSHP1/2が集積しシグナル1を抑制し，さらにPI3Kの脱リン酸化などを介してAktの活性化を抑制しシグナル2を遮断する 図1-61．

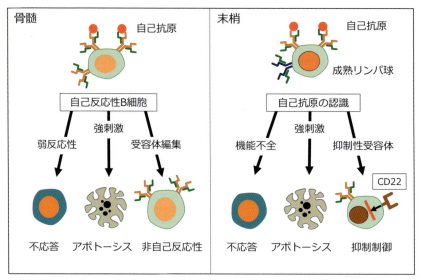

図 1-62 自己抗原に対する B 細胞の免疫寛容

4 B 細胞の免疫寛容

B 細胞にも，同様に中枢性（骨髄）と末梢性の自己寛容を誘導する機構が存在し，自己に対する抗体つまり **自己抗体**（autoimmune antibody）産生を回避している 図 1-62．

中枢性寛容の誘導機構は，① B 細胞の **受容体編集**（receptor editing），② 自己反応性 B 細胞の **除去**（deletion），③ **不応答**（anergy）の誘導が考えられる．B 細胞が成熟する一次リンパ組織つまり骨髄内では，未熟な B 細胞受容体に自己抗原が強固に結合すると，B 細胞は強い刺激によってアポトーシスに陥るか，もしくは **組換え活性化遺伝子 RAG** によって自己反応性受容体を削除して，他の新しい受容体へ編集し直すことができる（receptor editing）．この受容体編集は受容体の L 鎖（軽鎖，light chain）において行われる．一方，未熟な B 細胞受容体と自己抗原の結合力が弱いと活性化されず，B 細胞はアナジーの状態で末梢へ流出することになる．

末梢性寛容は，中枢性と同様に B 細胞受容体に自己抗原が強固に結合すると，B 細胞は強い刺激によってアポトーシスに陥る，また自己抗原との結合力が弱いと活性化されず抗体産生には至らない．

5 自己免疫とその誘導

時に免疫系は種々の原因によって，中枢性および末梢性寛容のいずれかの過程で自己寛容が破綻して **自己免疫** をきたす．免疫学的に自己免疫の原因を考えると，自己寛容に関与する遺伝子の多型ないし変異，外傷や感染による自己抗原の暴露または過剰な免疫反応，がん免疫療法に伴う有害事象がある 図 1-63．最近，最も注目されているのが，免疫チェックポイ

Ch.8 免疫寛容と自己免疫

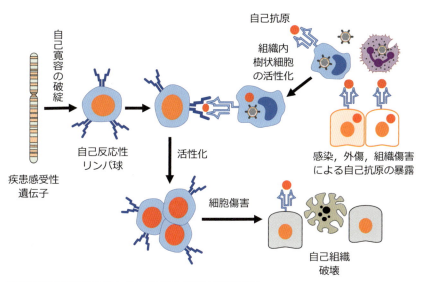

図1-63 臓器特異的な自己免疫の誘導（非医原性）

ント療法の有害事象としての医原性自己免疫である．臨床的には，自己免疫は反応する自己抗原の種類によって，SLEのように全身の組織や臓器に及ぶ場合，Ⅰ型糖尿病や亜急性甲状腺炎など特定の臓器に限局して起こる場合がある．SLEでは細胞の核タンパク質に対し，Ⅰ型糖尿病や亜急性甲状腺炎ではインスリンや甲状腺細胞に対する自己抗体が検出される．

　単一遺伝子の変異による自己免疫疾患は，前述した自己寛容を誘導する各分子に関係するもので，胸腺の *AIRE* 遺伝子変異による**多腺性自己免疫症候群（APS1）**，Tregの転写因子 *FoxP3* 遺伝子変異に伴うTreg機能障害による **IPEX症候群**（immune dysregulation, polyendocrinopathy, enteropathy, X-linked syndrome：**免疫調節障害，多腺性内分泌不全，腸疾患，X連鎖症候群**），*Fas/FasL* 遺伝子変異に伴う自己反応性リンパ球除去不全による**自己免疫性リンパ増殖症候群（ALPS，autoimmune lymphoproliferative syndrome）**など多数ある（詳細は他書を参照）．

　臨床的によく経験されるのは，外傷や感染に伴う自己抗原の暴露による自己免疫疾患や症候である 図1-64．先行感染を伴って弛緩性運動麻痺で発症する**ギラン・バレー症候群**は，その典型と考えられる．外傷や感染に伴う組織破壊によって神経細胞や眼組織など隔絶された自己抗原が免疫系に提示され，自己抗体や自己反応性リンパ球が誘導される．さらに一気に多数の自己抗原が免疫系に提示されるため，特定の抗原のみならず多数の抗原に対して自己免疫が誘導されることがあり，これを**抗原拡散（antigen spreading）**と称している．また同一の自己抗原内においても，免疫原性が異なる多数のエピトープが新たに提示されることを **epitope spreading** と称している．同様の現象は，放射線治療によってがん細胞が破壊されたとき，各種のがん抗原が広く免疫系に提示され，液性および細胞性免疫応答が誘導されることがある．このように意図した免疫の活性化（**on-target effect**）の他にも，効果や有害事象を誘導する現象を **off-target effect** と称している．

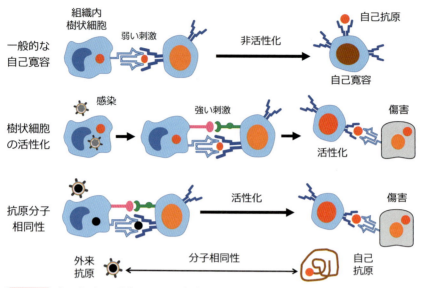

図 1-64 自己免疫の誘導における感染の役割

　感染によって全身または特定の臓器に激しい炎症が起こると，強い刺激によって抗原提示細胞が活性化され共刺激分子の発現が増強して，自己抗原に対する免疫反応を刺激する 図1-64．実際，動物実験で自己抗原と自己抗原類似の強力なアジュバントを同時投与すると自己免疫が誘導される．さらに病原微生物と自己抗原のエピトープに相同性があれば，誤って自己反応性リンパ球が誘導されることがあり，抗原の**分子相同性**(molecular mimicry)と呼んでいる 図1-64．

　免疫チェックポイントは免疫系，主に T 細胞の不応答を誘導する重要な機構および分子である．がん免疫療法では免疫チェックポイント分子の CTLA-4 や PD-1 に対する抗体療法が行われ，医原性の自己免疫である有害事象が問題となっている．医原性の自己免疫については，第Ⅲ部で詳細に解説する．

ひとやすみ ①

Jennerと種痘伝来，そして種痘の普及

「近代免疫学の父」と称されるEdward Jenner（英国，1749-1823）は，種痘つまり天然痘ワクチン（smallpox vaccine）の開発者として人口に膾炙されています．世界初の種痘は1796年，Jennerの使用人の子で8歳のJames Phippsに接種されました．種痘には人痘法と牛痘法があり，Jennerが接種したのは牛痘，乳搾りのサラ・ネルムス嬢の手背の膿で，その約6週後に天然痘を接種しても発症しませんでした．牛痘種痘の開発から75年後，免疫の「一度罹ったら，二度は罹らない」二度なしの一般法則（免疫記憶）は，Louis Pasteur（仏国，1822-1895）によって確立されました．そして1980年，世界保健機構（WHO）は天然痘の根絶宣言をしましたが，すでにJennerは著書『種痘の起源』（1801年）の中で種痘による天然痘の根絶を予言していました．

Jennerは，英南西部の田舎町Berkeleyで生まれ，医者修行を積んだあと，1773年にBerkeleyで開業し，評判はかなり良かったようです．この頃，英国では天然痘の予防として人痘法つまり天然痘の膿を接種していましたが，ときに発症して死亡する例もありました．当時，Jennerも田舎の人達に頼まれて人痘を接種していましたが，その中には全く接種に反応しない（無症状）人がいることを経験しました．調べてみると人痘に反応しない人は，乳房に膿疱がある牝牛の乳搾りをして牛痘（cowpox）に罹った女性達であることに気づきました．乳搾りの女性達の間では，この現象がすでに漠然と知れ渡っていましたが，牝牛から伝染する病変は全て牛痘と呼ばれていました．しかし実際には，伝染しても人痘に反応する人もおり，「真の牛痘」と「偽の牛痘」があると考えました．結局，真の牛痘に罹ると人痘に罹らない（交叉免疫），しかし牛痘が個体間で接種可能なのか？ さらに実際に人痘予防ができるのか？ に至りました．そして約18年間の臨床研究の末，サラ・ネルムス嬢の手背の膿（牛痘）をPhipps少年に接種したのです．

Jennerは1798年に，牛痘接種の43例をまとめて「牛痘の原因および作用に関する研究」として論文報告していますが，周囲の理解を得るのは難しかったようです．しかし，1800年頃からは牛痘法の有用性が認められるようになり，世界へ広まったそうです．現在のワクチン（vaccine）の語源はラテン語の牝牛（vacca）に由来し，当時の牛痘（vaccinia）の呼称からPasteurが「vaccine」と命名したそうで，ちなみにワクチンは邦語で「白神」と記します．

では日本の天然痘と種痘の歴史はどうだったのか，少し歴史を辿ってみましょう．本来，日本には天然痘は存在せず，中国や朝鮮など大陸から流入し，730年頃に大陸に接する九州地域で最初に流行した記録があります．その後，全国に広がり何度となく大流行を起こし，その度に多くの犠牲者を出したため人痘法が経験的になされていました．当時，天然痘は痘瘡と呼ばれ，乳幼児が罹ると致死率は50%を超え，回復しても顔に痘痕（あばた）が残りました．Jennerの牛痘法が公式に全国へ広まったのは，開発から50年後の1849年に長崎出島商館医 Otto GJ Mohnike（独国，1814-1877）図1-65 が牛痘（実際は痘漿や痘痂）を持参し，痘苗の植え継ぎに成功したのが始まりです．

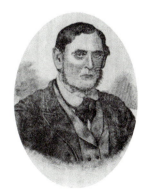

図1-65 Otto Gottlieb Johann Mohnike
（中外医事新報より）

それ以前の1823年に，Philipp von Siebolt（シーボルト）も牛痘を持参しましたが継代に失敗したようです．1848年，Mohnikeも牛痘接種に失敗，この時にMohnikeは日本最古の聴診器（ラエネック型木製聴胸器）を持参し，いまも私の母校長崎大学医学部に保存されています 図1-66 ．

Mohnikeは最初に3児に痘苗を接種しましたが，医師楢林宗建の三男健三郎にのみ美痘がみられ，次々に長崎の子供たちに接種され，瞬く間に約半年で全国へ広がりました 図1-67 ．楢林宗建（1829-1852）は肥前（佐賀）藩の御番方医師で出島の医師でもあり，藩主の鍋島直正公から牛痘取り寄せの内意があったゆえ，早速に牛痘継代の知らせを送りました．直正公は天然痘の既往があり，顔に痘痕が残っており，種痘に対し人一倍思い入れが強かったと推測されます．楢林宗建は直正公の命により，世継ぎ淳一郎君の腕に自身の子栄叔の痘苗を植え継ぎ，これを見た藩民は藩主に模して種痘を広めていきました．佐賀藩の牛痘は江戸にも運ばれ，直正公の娘貢姫にも伊東玄朴（蘭方医）によって接種され，これを桑田立斎へ渡し江戸一円にも牛痘法が広まったといわれます．また宗建は京にいた兄栄健にも牛痘を運び，関西一円さらには笠原良策によって福井にも広め，小説『雪の花』（吉村 昭）の題材ともなっています．

楢林宗建は牛痘接種を広めるため，接種法を図と共に詳細に解説した『牛痘小考』を著し普及に貢献し 図1-68 ，さらに『磨尼欽（Mohnike）對談録』には1848年の牛痘伝来の詳細を記し，Mohnikeからクロロホルム麻酔についても伝授されたことを記しています．楢林宗建は，長崎の大通詞（通訳の最高位）楢林鎮山の孫にあたり，

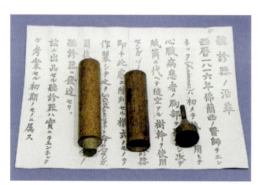

図1-66 ラエネック型聴診器（木製）
（長崎大学附属図書館医学分館蔵）

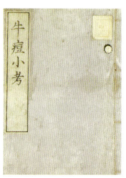 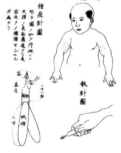

図1-68 種痘法の解説書『牛痘小考』
（長崎大学附属図書館医学分館蔵）

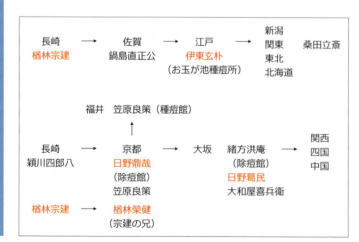

図1-67
モーニッケ痘苗の普及図
＊赤字：シーボルトの弟子
（文献4から引用改変）

医師の家系に育ち，早くからシーボルトに西洋医学の教えを受けています．Mohnike は医学の他に昆虫学や魚類学にも精通し，優れた博物学の著書があり，タツノオトシゴ *Hippocampus Mohnikei* Blkr など Mohnike の名前を冠した昆虫や魚類が数多くあります．

Pompe van Meerdervoort（蘭国，1829-1908：在日 1857-1862）は，日本の「近代西洋医学教育の父」と称され，長崎大学医学部の学祖でもあります．Pompe は，医学伝習所で西洋医学講義を始め，日本初の西洋式病院養生所を建て診療と臨床医学教育に情熱を注ぎました．Pompe の帰国後に記した回顧録『日本における五年間』には，種痘に関して自らの診療録も含め，当時の日本における天然痘の現状を詳細に記載しています（☞ p.151，「ひとやすみ③」参照）．

Jenner，Mohnike，楢林宗建，Pompe の凄まじいほどの臨床医学にかけた情熱には，ただただ感服します．日本の若き臨床医諸君にも，彼らに学び，そして未来の医学を担って欲しいと祈念しています．

■文献
1. 沼田二郎，荒瀬 進，訳．ポンペ「ポンペ日本滞在見聞記」．東京：雄松堂；1968．
2. 吉村 昭．雪の花．東京：新潮文庫；1988．
3. 深瀬泰旦．天然痘根絶史．京都：思文閣出版；2002．
4. 相川忠臣．出島の医学．長崎：長崎文献社；2012．（貴重な歴史資料が豊富）
5. 中込 治．サラ・ネルムズ嬢の腕．Medical Tribune. 2013 年 5 月 9 日号，p. 40．
6. 岡 三喜男．読む肺音，視る肺音，病態がわかる肺聴診学．東京：金原出版；2014．

第Ⅱ部 ● 腫瘍免疫学

　基礎免疫学の膨大な知見は，感染免疫学，アレルギー学，そして腫瘍免疫学などが，各々の臨床との関わりから実験的かつ臨床的な検証によって得られてきた．翻ると腫瘍免疫学の研究から，近交系マウスの開発やMHCの発見へとつながっていった歴史がある．腫瘍免疫学の基本は基礎免疫学だが，腫瘍免疫学では感染免疫学やアレルギー学とは異なり，抗原が病原微生物やアレルゲンのように外来性ではなく多くは内在性で，自己抗原ないし自己抗原の変異体であり，免疫系が標的にするのは正常細胞から形質転換したがん細胞である．第Ⅱ部では腫瘍免疫に特徴的な事項を解説するが，当然，基礎免疫と重複する点が多々ある．

1 がんと免疫

　1863年，独国の病理学者で政治家でもあったRudolf Virchowは，腫瘍組織に白血球が浸潤していることを見出し，それが慢性炎症の場における発がんを反映しているとの仮説を立てた．つまり発がんの原因としての慢性炎症説であり，がん細胞は他の細胞に由来すると推論した(cellular origin of cancer)．その約80年後の1943年，Ludwik Grossは近交系マウスを用いた実験で，がん抗原の存在を示唆する論文を発表している．現在，慢性炎症とがんは双方向性に考察され，ウイルスや細菌感染による慢性炎症は発がんの母地となり，翻ってがん局所はがん抗原に対する免疫応答による**腫瘍炎症**の場でもある．この腫瘍炎症の概念は，現在の免疫療法の問題解決に直結する根本的な考え方に通じるものがある．つまり，がんには免疫反応を誘導するがん抗原が存在し，免疫細胞が集積して(**腫瘍免疫微小環境**)，免疫系ががん細胞と関わる現象が起きていることを意味している．したがって，免疫系は外来抗原や内在抗原にかかわらず抗原に反応し，局所に炎症を惹起して，抗原の排除機構を作動していることに変わりない．

　免疫ががんの排除に関与している傍証は，マウスとヒトでの実験的および臨床疫学的事実からうかがえ，がん移植に関する動物実験から基礎免疫に関する多くの知見が得られてきた．1901年，Leo Loebは世界初のマウス自然発生がんの移植実験に成功すると，生着するマウスと拒絶するマウスの存在を観察し，これら両群のマウスの遺伝的な背景を調べると，両群の背景は異なっていた 図2-1 ．このことから腫瘍拒絶には，マウスの遺伝的な要素つまり

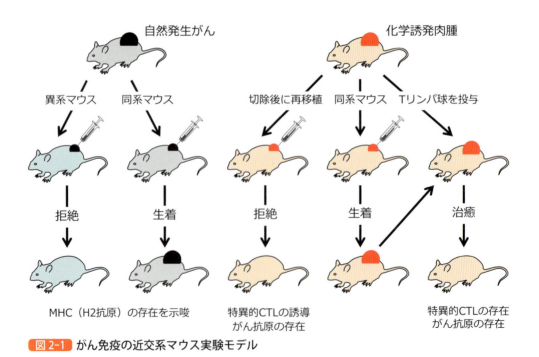

図2-1　がん免疫の近交系マウス実験モデル

組織適合性抗原の存在が推測され，1948年のGeorge SnellらによるマウスMHCつまりH2抗原の発見につながっていった．この実験から同一の遺伝的背景つまりMHCをもつマウス，すなわち近交系マウスが開発され今日に至っている（☞ p.90，「ひとやすみ②」参照）．同時期の1909年にPaul Ehrlichは，免疫系はがんの発生を常に抑制しているという考え方を示し，後のBurnet FMらによるがん免疫監視理論の提唱へ発展した．

　1911年，Peyton Rousによってニワトリ腫瘍ウイルスが発見され，1914年にTheodor Boveriは染色体異常による発がん説を提唱，そして1915年には山極勝三郎がウサギの耳介にコールタールを約2年間にわたって繰り返し塗布し，世界で初めて皮膚がんの作成つまり化学発がん実験に成功した．その後，マウスで継代可能な**メチルコラントレン（MCA, methylcholanthrene）誘発肉腫**が樹立され，1950年代にはMCA誘発肉腫を近交系マウスに移植した実験の成果が次々に発表された．先に述べたLudwik Grossは，MCA誘発肉腫を近交系マウスCH3に移植し，一旦生着後に拒絶するマウスを発見し，移植を繰り返して肉腫に対する強い免疫能を誘導した．さらに同系マウスの別の腫瘍を移植すると生着することから，腫瘍特異拒絶抗原の存在を予測した．加えて近交系マウスでは，MCA誘発肉腫を拒絶したマウスのリンパ球を別の担がんマウスに投与すると，肉腫を拒絶するなどの実験的事実がある 図2-1 ．このような近交系マウスでの膨大な実験から，各腫瘍での特異抗原の存在が推測され，がん特異抗原とそれを拒絶する免疫との関係が明確となった．臨床的には，ヒトがん組織に多数のリンパ球が集積したがんの予後は良い，がんの自然治癒が約10万人に1人みられる，疫学的に免疫能が低下した高齢者や免疫抑制状態でがんの発生が多いなどが観察されている．実際，ヒトではHIV感染患者や免疫抑制剤の長期服用による免疫抑制状態では，悪性腫瘍の発生頻度が高いのは事実である．

　これら膨大な実験的および詳細な臨床的観察から，1950年代にThomasとBurnetによって概念的ながんの免疫監視理論が提唱された．がんの免疫監視とは，恒常的に免疫系は正常細胞から形質転換した異常細胞を常に排除し，がんの発生と進展を阻止しているというものであった．2001年，Robert Schreiberらは各種の免疫不全マウス（*RAG2*, *STAT*, *IFN*欠損マウス）に化学発がんさせ，がんの発生から進展までを経時的に観察し，これらの免疫不全マウスが高頻度かつ早期にがんが発生し死亡したことから，がん免疫監視の存在を実験的に実証した．現在，ヒトには毎日数千個の異常細胞ないしがん細胞が発生し排除されていると考えられている．概念的ながん抗原，がん特異的な免疫応答，免疫記憶，免疫監視の存在は，これら膨大な研究によって，それぞれが実証され腫瘍免疫学が着実に一歩ずつ進歩してきた．

2 がん抗原

　免疫の基本に立ち返ると，非自己である抗原，抗原の認識と記憶，抗原に対する特異的な免疫応答，その結果として抗原排除の順に免疫反応は進む．したがって，がんと免疫を語る上で，ウイルスによる発がんは別として，最大の課題は「果たして，がんに特異的な抗原が存在するのか？」であった．1985 年に Obata Y と Old LJ らはマウスの TL（thymus-leukemia）腫瘍抗原遺伝子の単離に成功し，同年に Unanue ER らは T 細胞が抗原タンパク質由来の 10 個のペプチドと MHC クラス I との複合体を認識することを報告した．そして遂に 1991 年に Thierry Boon らは，特異的 CTL が認識するヒトがん抗原の**メラノーマ抗原（MAGE-1）遺伝子**を世界で初めて単離し，その後の技術革新に伴って，世界中で次々にがん抗原が同定されるに至った．がん抗原の発見は，がんワクチンをはじめとして腫瘍免疫学と免疫腫瘍学の発展に極めて大きな進歩をもたらした．一方，1984 年に Tak Mak らが T 細胞受容体（TCR）遺伝子を単離していたこともあり，腫瘍免疫学での抗原，抗原認識，免疫応答の一連の免疫反応が完結することになった．

1 がん抗原の分類

　がん抗原を分類すると，①**腫瘍関連抗原（TAA, tumor-associated antigen）**，②**がん精巣抗原（CTA, cancer/testis antigen）**，③**腫瘍特異抗原（TSA, tumor-specific antigen）**に大別される 表 2-1 ．TAA は gp100/Pmel-17，Melan-A/MART-1，WT-1，survivin，Her2/neu などヒト正常組織にも発現し，個体間に共通する抗原（**shared antigen**）である 図 2-2 ．実際，gp100 と Melan-A はメラノサイト，樹状細胞ワクチンに利用されている前立腺酸性ホスファターゼ（PAP, prostatic acid phosphatase）は前立腺の分化抗原である．CTA は後述するように，がんと正常胚細胞にのみ発現する **MAGE，NY-ESO-1，XAGE1** など約 200 種類がある．TSA はがん細胞にだけ発現している HPV-E6/E7 などの発がんウイルス抗原と 表 2-2 ，胸腺で正の選択を受けていない非自己の**新生抗原（neoantigen）**がある 表 2-1 ．新生抗原には遺伝子変異に伴う**変異ペプチド（mutant peptide）**が存在し，これにはがん原遺伝子，がん抑制遺伝子，BCR-ABL など転座や欠失に伴う **breakpoint peptide**，免疫チェックポイント阻害薬の標的抗原として注目されている **passenger mutation**（後述）が含まれる．一説によれば，がんの約 15〜20％は病原微生物の感染が原因であり，一部は慢性炎症に伴う細胞の破壊と再生が遺伝子変異を誘発していると推測される．とくに新生抗原の passenger mutation は後述するように，特定のがん関連遺伝子とは無関係に，がん患者あるいはがん種ごとに個性に富み，免疫療法において重要ながん抗原として注目され，急速かつ競争的に解析が進んでいる．

　がん抗原は免疫寛容，T 細胞親和性，免疫原性の程度が異なっており，特徴に応じて治療標的や臨床的解析の指標として有用である 図 2-2 ．最近では，変異ペプチドの大規模デー

表 2-1 がん抗原の分類①

	分類	抗原	特徴	発現
腫瘍関連抗原 (TAA)	がん胎生蛋白	CEA, AFP	胎生期細胞とがん細胞に発現	多くのがん種 肝がん
	分化抗原	CD20 Melan-A, gp100 PSA, PAP	B細胞 メラニン細胞 前立腺	B細胞リンパ腫 メラノーマ 前立腺がん
	遺伝子増幅過剰発現	Her2/neu, EGFR Survivin, WT-1	増殖関連分子	乳がん，卵巣がん 多くのがん種
	転写後修飾	MUC1, CA-125 CA-19-9	低糖鎖ムチン 糖脂質，糖蛋白	乳がん，卵巣がん 肺がん，大腸がん
がん精巣抗原 (CTA)	胚性蛋白	MAGE, NY-ESO-1 XAGE1, SSX	正常胚細胞とがん細胞に発現	多くのがん種
腫瘍特異抗原 (TSA)	ウイルス蛋白	HPV16, E6/E7 EBNA1, LMP1/2	発がん関連ウイルス蛋白	子宮頸がん 鼻咽頭がん
	新生抗原 Neoantigen Neoepitope (遺伝子変異)	RAS, TP53, Rb BRCA, EGFR BRAF, VHL	がん原遺伝子 がん抑制遺伝子 受容体，キナーゼ	多くのがん種
		BCR-ABL, TEL-AML, EML-ALK	融合蛋白 (Breakpoint)	対応するがん種
		Passenger mutation	個別的かつがん特異的	多くのがん種

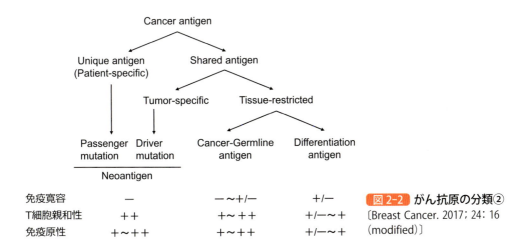

図 2-2 がん抗原の分類②
〔Breast Cancer. 2017; 24: 16 (modified)〕

　タベースの構築と解析ソフトウエアの開発によって，がん抗原の免疫原性やT細胞親和性の評価が可能になっている．一般に胸腺での中枢性寛容(thymic tolerance)を受けていない，免疫原性が強く，広域のがん種に発現するがん抗原が臨床的には理想であるが，これらの条件を全て満たすがん抗原は極めて少ない．しかしCTAは正常遺伝子に組み込まれてい

表 2-2 ヒト発がん関連ウイルス（ワクチン標的）

ウイルス	分類	抗原（標的）	関連疾患
EBV	Herpes	LMP1, LMP2	鼻咽頭がん，B細胞リンパ腫，ホジキンリンパ腫
HTLV-1	Retrovirus	Tax	成人T細胞白血病，リンパ腫
HBV	Hepadna	全タンパク質	肝硬変，肝細胞がん（直接発がんに関連せず）
HCV	RNA flavivirus	全タンパク質	肝硬変，肝細胞がん（直接発がんに関連せず）
HPV	Papilloma	E6, E7	肛門性器がん，頭頸部がん，子宮頸がん
Kaposi sarcoma virus	Herpes	全タンパク質	カポジ肉腫（HIV患者）
Merkel cell carcinoma virus	Polyoma	Large T, small T proteins	皮膚がん

〔J Clin Invest. 2015；125：3401（modified）〕

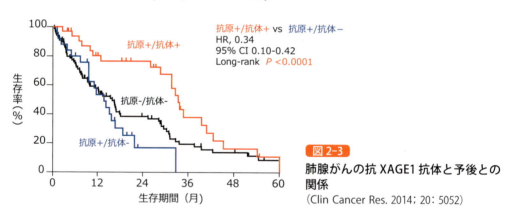

図 2-3 肺腺がんの抗XAGE1抗体と予後との関係
（Clin Cancer Res. 2014；20：5052）

るが，その発現が極めて限局的であるため理想的ながん抗原として活用されている．

　免疫によってがんが排除されるには，がん抗原の発現とがん抗原特異的な細胞性免疫応答が必要である．しかし，これまでがん抑制遺伝子の *TP53* 変異をはじめ多くのがん抗原において，特異抗体は検出されても特異的CTLの分離は極めて困難であった（split immune tolerance）．実際，液性と細胞性免疫応答が検出されるがん抗原は，がん精巣抗原の **MAGE-A1，MAGE-A3，NY-ESO-1，SSX，XAGE1** などである．肺腺がんでは，筆者らが報告したように，患者から抗XAGE1抗体とXAGE1特異的CTLが高頻度に検出され，抗体価の高い患者では予後が延長する 図 2-3．このようにがん精巣抗原を指標としたがん患者における明解かつ特異的な免疫応答の検出は，まさにBurnetが提唱した免疫監視が早期や進行期がんにかかわらず恒常的に存在していることを裏づけている．その結果，非小細胞肺がんの

Ch.2 がん抗原

進行期でも免疫チェックポイント阻害薬が免疫監視の再構築を誘導し，奏効する根拠となっている．

2 がん精巣抗原（CTA）とがん精巣遺伝子（CT gene）

最初にヒトがん抗原として報告されたメラノーマ抗原の MAGE（melanoma-associated antigen）ファミリーは，その発現解析からがん細胞と正常の精巣組織に限局して発現し，

表 2-3 がん精巣抗原の分類

CT antigens	Alias	Genes	Chromosomes
Family			
MAGE			
MAGE-A	CT1	15	Xq28
MAGE-B	MAGE-Xp；DAM-6, -10		Xp21
MAGE-C	CT7；CT10	17	Xq26-27
MAGE-D	magphinin, NRAGE	7	Xp11
Necdin		1	15q11.2-12
GAGE/PAGE/XAGE			
GAGE	CT3	9	Xp11.4-11.2
PAGE	CT16；GAGE-B, -C	5	Xp11.23
NY-ESO-1/LAGE			
NY-ESO-1	CTAG-1；CAG-3	1	Xq28
LAGE	CTAG-2	1	Xq28
SSX			
SSX	HOM-MEL-40；CT4	5	Xp11.2
SPANX			
SPANX	Ctp11	6	Xq26.3-27.1
PIWI			
Piwil2			
PL2L			
Non-familial CT antigens			
SCP-1	HOM-TES14；CT6		1p13
OY-TES-1	sp32；CT14		12p13.32
SP-17			

（Cheng YH, et al. Cancer/testis antigens, carcinogenesis and spermatogenesis. Spermatogenesis. 2011; 1: 209）

そのMAGEに特異的なCTLが存在したことから**がん精巣抗原(CTA, cancer/testis antigen)**と呼ばれるようになった．一方，精巣はCTAを発現するが，MHCクラスⅠ分子の発現がないため，免疫系の標的とはならない．現在，約225遺伝子がその発現形式から**CT遺伝子(cancer testis gene)**とされているが，ごく一部を除いてその免疫原性については全く不明であり，厳密にはCT遺伝子とCTAは区別するのがよいと考えられる．実際，ヒトがんに対して細胞性と液性の両方に免疫応答を誘導するのは，MAGE-A1，MAGE-A3，NY-ESO-1，SSX，XAGE1だけである．とくにNY-ESO-1は，多くのがん種に発現して免疫原性が強いため，がんワクチン，免疫モニタリングの指標，細胞療法の標的として利用されている．最近，多発性骨髄腫に対しNY-ESO-1-特異的T細胞受容体-T細胞療法(TCR-T細胞療法)が，極めて高い奏効率を示している．

その後の遺伝子解析から，CT遺伝子はX性染色体上に存在するCT-X遺伝子と，常染色体上にあるnon-CT-X遺伝子に分類された 表2-3 ．CT遺伝子はその発現様式から**精巣限局型(testis-restricted)**，**精巣・脳限局型(testis/brain-restricted)**，**精巣優位型(testis-selective)**の3つに分類される．CT-X遺伝子は前2者，non-CT-X遺伝子は他の正常組織にも広く発現する精巣優位型をとるため，がん特異的な治療ワクチンや解析にはCT-X遺伝子が適している．CT遺伝子153個の解析では，39遺伝子が精巣限局型，14が精巣・脳限局型，85が精巣優位型であった．一般にCT-X遺伝子はコピー数も多く，正常精巣の精原細胞や各種のがん組織に発現が高く抗原性も強いが，non-CT-X遺伝子は広く組織分布して精子形成の後期に発現する．最近，CT-X遺伝子*MAGE-D2*の変異がBatter症候群の原因遺伝子の可能性が報告された．

以上の事実から，CT-X遺伝子は人類の子孫を残すための基本に関わり(種族保存本能)，細胞を無限に増やす機能を担っていると考えられる(私見)．したがって，無限に増殖するがん細胞でのCT-X遺伝子の発現は当然であり，事実，がん幹細胞にはCTAが発現しており，臨床的にもその発現は予後不良因子となる．

3 新生抗原

がん細胞は，正常細胞が内因および外因によって遺伝子変異を蓄積し，自律的な生存と増殖の形質を獲得し，最終的に浸潤や転移をきたして生体を死に至らしめる．一方，正常細胞は定常状態において，細胞分裂を繰り返して新陳代謝を生涯にわたり営むが，1回の細胞分裂において遺伝子の複製過程で約10万カ所にエラーを発生し，通常は**修復遺伝子(MMR, mismatch repair gene)**を代表とした修復機構によって，エラーは修正されている．しかし，がん細胞においては修復が不完全のまま，無作為に多数の遺伝子変異とその**変異タンパク質(mutanome)**が蓄積する 図2-4 ．これら変異タンパク質の全てが，がん細胞の生存や増殖に関わっていない．

がん細胞の遺伝子変異はがんの発生と増殖進展から2つに分類され，多くの変異は細胞の生存や増殖に関与しないpassenger mutation，もう一つはがん原遺伝子やがん抑制遺伝子

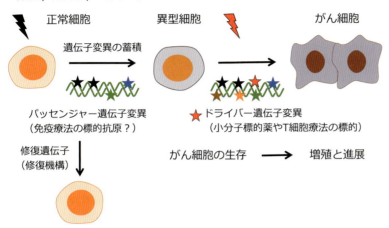

図2-4 正常細胞から，がん細胞への遺伝子変異

の変異など，がんの増殖と進展に関わる oncogenic driver mutation がある．既知の *KRAS* や *EGFR* 遺伝子などの **driver mutation** は，分子標的薬開発の標的遺伝子(**drugable mutation**)としてすでに利用されている 図2-4 ．本来，遺伝子変異による変異タンパク質や変異ペプチドは自己抗原としては存在せず，がん細胞に特有あるいは個体差をもった変異であり，これらの抗原は T 細胞の成熟過程において胸腺での免疫寛容を受けていない．変異ペプチドの中でも免疫原性の有無や強弱が存在し，明確な免疫原性をもつのが**新生抗原**(**neoantigen**)または**新生エピトープ**(**neoepitope**)と呼ばれるものである 表2-1 図2-2 ．実際，マウスとヒトにおいて，新生抗原に特異的に反応する T 細胞の存在が確認されている(neoantigen-specific/neoepitope-reactive T cell)．このような理由から，新生抗原は免疫療法にとって究極の個別化治療の標的となる．

　一方，がん原遺伝子やがん抑制遺伝子は正常細胞にも存在し，変異箇所や変異数も極めて限られ，これらのタンパク質は胸腺で免疫寛容を受けている可能性が高く，多くは免疫原性が低いと考えられる．しかし一部の *RAS* と *BRAF* の変異ペプチド，**BCR-ABL** と TEL-AML の融合タンパク質の **breakpoint peptide** が免疫原性をもつことが報告されており，breakpoint peptide は腫瘍特異抗原として考えることができる 表2-1 ．

　新生抗原が免疫反応を誘導するには，これらの遺伝子変異は抗原となるペプチドにアミノ酸置換を伴って(**non-synonymous/missense mutation**)，自己抗原とは異なる変異ペプチドでなければならない．その変異ペプチドは MHC クラス I 分子に結合し(MHC 拘束性)，この抗原複合体が $CD8^+T$ 細胞の TCR に認識されることによって抗腫瘍活性が誘導される．実際，メラノーマ患者から neoantigen-specific $CD8^+PD-1^+T$ 細胞が同定されている．しかし，実験的ないし MHC への結合解析では，変異ペプチドの数％が腫瘍拒絶や $CD8^+T$ 細胞の免疫応答を誘導するに過ぎないと考えられている．つまり新生抗原には，腫瘍を拒絶する抗原性の強い抗原(**major immunno-dominant neoepitope**)と抗原性の弱い抗原

(subdominant neoepitope)が混在し，前者が後者を遮蔽していると考えられている．またヒト固形がんにおいて，MHCクラスⅡ拘束性の新生抗原の存在も報告され，CD4$^+$T細胞の免疫応答が観察されている．最近，CD8$^+$T細胞と同様にエフェクターCD4$^+$T細胞にも細胞傷害活性があることも示唆されており，腫瘍拒絶にとって，CD8$^+$T細胞とCD4$^+$T細胞の免疫応答を誘導する新生抗原の存在が理想的であり，また免疫チェックポイント阻害薬で再活性化されると高い臨床効果が期待される．

3 がん細胞およびがん抗原の認識と免疫応答

　がん細胞の排除においても感染症と同じく，がん細胞を即時に認識し排除する自然免疫応答と，がん細胞に特異的に発現する変異タンパク質に由来する変異ペプチドを認識し排除する適応（獲得）免疫応答の2つが作動する．それぞれの応答には，異なった免疫担当細胞と排除機構が存在するが，2つの応答には時間的かつ空間的な連続性と相互関係がある（☞ p. 22, 図1-25）．

1 自然免疫系

　自然免疫を担当する免疫細胞にはNK，γδT細胞，NKT細胞，マクロファージがあり，T細胞受容体のような多様性の抗原受容体をもたず，抗原認識能は極めて限定されている．とくに自然免疫系は，がん免疫監視の初期応答として重要な役割を果たしている 図2-5．

a NK細胞，γδT細胞，NKT細胞

　NK細胞は，がん細胞を迅速かつ直接に認識して破壊し，種々のサイトカインを分泌して免疫系を活性化する．活性化したNK細胞はIFN-γを分泌してTリンパ球やマクロファージを活性化させ，また活性化したマクロファージはIL-12とIL-15を分泌してNK細胞を活性化さらには増殖させる．活性化したNK細胞は，細胞表面にケモカイン**CXCL9，CXCL10，CXCL11**の受容体である**CXCR3**を発現して腫瘍局所に集積する．最初にNK細胞は，ストレスを受けてMHCクラスI分子を失ったがん細胞を排除する役割を担っている．活性化受容体**NKG2D**は，細胞のがん化で発現するストレスタンパク質の**MIC糖タンパク質**に結合し，他方のCD16（Fc受容体，FcγRⅢA）はIgG抗体に被覆されたがん細胞に結合して破壊する 図2-5．NKG2D経路は自然免疫であり，CD16経路はADCCによる

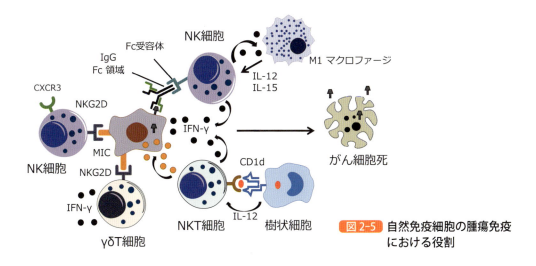

図2-5 自然免疫細胞の腫瘍免疫における役割

適応免疫のエフェクターとして機能している．

γδT 細胞は NK 細胞と同様に活性化受容体の NKG2D をもち，活性化されがん細胞を傷害し，サイトカインとくに IFN-γ を分泌して免疫系を活性化する 図2-5 ．がん患者の血中から分離した γδT 細胞は，IL-2 または IL-15 の単独刺激によって IFN-γ を分泌し，強い抗腫瘍活性が誘導され，実際にがん細胞療法に応用されている．しかし最近，大腸がん患者から IL-17 を産生する γδT 細胞が同定され，さらに IL-8，TNF，GM-CSF も産生することも明らかとなった．その結果，IL-17 産生 γδT 細胞は MDSC などの免疫抑制細胞を誘導して腫瘍を進展させ，病期の進行と共に腫瘍に浸潤することが示唆されている．

NKT 細胞は抗原提示細胞によって提示される MHC クラス I 分子様の CD1d 分子＋糖脂質抗原を認識して活性化する．NKT 細胞は，NK 細胞受容体 CD161 と T 細胞の αβ 型受容体(Vα24/Vβ11)を有しているが多様性を示さない．NKT 細胞が認識する糖脂質抗原は，α-ガラクトシルセラミド(α-GalCer)である．NKT 細胞は，活性化すると自ら細胞傷害顆粒のパーフォリンやグランザイムを介してがん細胞を殺傷し，同時に Th1 および Th2 系のサイトカインやケモカインを急速かつ大量に産生して，NK 細胞や CTL の活性化，樹状細胞や B 細胞の成熟化を増強させる 図2-5 ．

b 腫瘍関連マクロファージ(TAM)

マクロファージは活性化して炎症性サイトカインやケモカインを分泌し，抗原提示細胞として MHC クラス II 分子＋抗原ペプチドを T リンパ球に提示して活性化させる(**M1，M1 macrophage**)．一方，抗腫瘍効果によって死滅した細胞の破片を貪食して清掃し，血管新生や線維細胞の沈着を促し組織を修復する役割を担っている(**M2，M2 macrophage**)．このようにマクロファージは機能的に M1 と M2 に分類され，M1 は TNF-α，IL-1β，IL-6，IL-12，IL-23 など炎症性および **Th1 サイトカイン**を産生し，M2 は抑制性サイトカインの IL-10 や TGF-β を産生，arginase-1 や VEGF の発現が高い．したがって M1 は抗腫瘍に，M2 は免疫抑制と血管新生による腫瘍進展に作用すると考えられる 図2-6 ．とくに腫瘍に浸潤する**腫瘍関連マクロファージ(TAM, tumor-associated macrophage)**の大半を占める

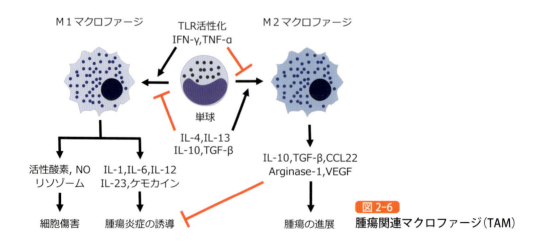

図2-6 腫瘍関連マクロファージ(TAM)

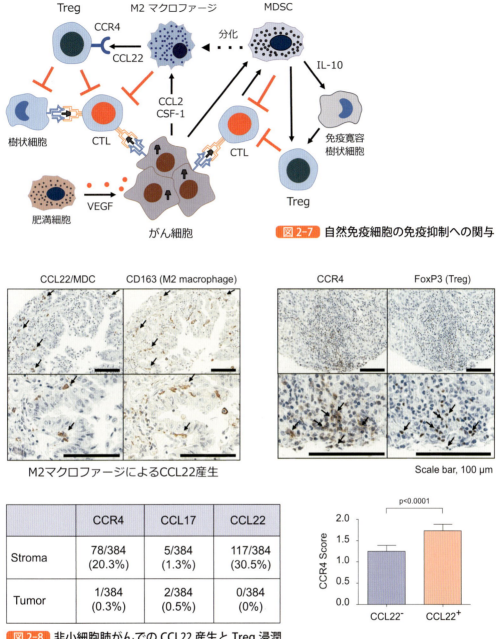

図 2-7 自然免疫細胞の免疫抑制への関与

図 2-8 非小細胞肺がんでの CCL22 産生と Treg 浸潤
(J Thorac Oncol. 2015; 10: 74)

M2 は，腫瘍の進展を促進させる．がん細胞はケモカイン CCL2 と CSF-1（M-CSF）を分泌してその受容体 CCR2 と CSF-1R/CD115 をもつ M2 を腫瘍環境に誘導し，さらに M2 はケモカイン CCL22/MDC（macrophage-drived chemokine）産生によってその受容体 **CCR4** をもつ Treg を腫瘍内に誘導する 図 2-7 ．実際，筆者らも非小細胞肺がん組織で，M2 の CCL22 産生と制御性 T 細胞の浸潤を確認している 図 2-8 ．また腫瘍微小環境では低酸素

とがん細胞の糖代謝から乳酸が高く低 pH 状態にあり，この環境は TAM を M2 へ分極化させ，M2 を中心とした極めて強い免疫抑制の状態にあると考えられる（☞ p.86，Ⅱ-5「免疫代謝」参照）．

c 骨髄由来抑制細胞（MDSC）

骨髄由来抑制細胞（MDSC, myeloid-derived suppressor cell）は，腫瘍や炎症などの病的状態でみられる免疫抑制能をもった未熟な骨髄系の細胞群である．MDSC は多角的に免疫抑制を誘導して，腫瘍の進展と転移を促進している 図2-7 ．その存在は 1970 年代から知られていたが，MDSC は健常時にはほとんどみられず，病的状態で病変局所，二次リンパ組織，末梢血で増加しているため，炎症による骨髄系細胞の分化の変化によると推測される．その形態と形質は，未熟な顆粒球または単球に類似し，**多形核細胞系 MDSC**（PMN-MDSC, polymorphonuclear-MDSC）と**単球系 MDSC**（M-MDSC, monocytic MDSC）の 2 つに分類され，PMN-MDSC が 70〜80％，M-MDSC が 20〜30％を占めている．しかし，がん種によって腫瘍微小環境に浸潤する MDSC のサブセットが異なり，腫瘍特異性がうかがわれ末梢血の MDSC の数と予後や免疫療法に対する反応性の指標として期待されている．ヒト MDSC の表面マーカーには単球系と骨髄顆粒球系マーカーがあり（PMN-MDSC=$CD14^-$ $CD11b^+$/$CD33^+$ $CD15^+$/$CD66^+$；M-MDSC=$CD14^+$ $CD11b^+$/$CD33^+$ $CD15^-$/$CD66^-$），現状では MDSC に特異的なマーカーは同定されていない．

MDSC は腫瘍や間質細胞に由来する GM-CSF, M-CSF/CSF-1, G-CSF, IL-3, VEGF などによって集積かつ増殖し，間質細胞や T 細胞が産生する IL-6, IL-1β, TNF-α, IL-13, IL-4, IFN-γ によって活性化する．つまり T 細胞が抗腫瘍活性を示すと，反対に MDSC による免疫抑制を誘導する相反する現象を生み出している 図2-7 ．MDSC の免疫抑制作用は M-MDSC で抗原種にかかわらず強く，arginase-1, inducible NOS（iNOS），TGF-β, IL-10, COX2, Treg の誘導によるが，PMN-MDSC は主に **ROS**（reactive oxygen species）により抗原特異的に抑制する．一方，M-MDSC は腫瘍環境において，TAM や樹状細胞に分化できることが知られており，分化誘導法によっては抗腫瘍や腫瘍促進に作用する．したがって抗腫瘍免疫にとって，腫瘍環境での MDSC の制御が重要となる．

d 好酸球と肥満細胞

好酸球は細胞傷害活性を有して，多くの腫瘍において腫瘍に関連した好酸球増多は予後良好な因子であるが，一部の腫瘍においては不良因子とされている．好酸球は細胞傷害性顆粒を分泌すると共に，腫瘍血管を正常化させ CTL の誘導に貢献している．

肥満細胞はケモカイン CCL2 に誘導され，高い VEGF の発現に関連して腫瘍の進展に関係していると考えられている 図2-7 ．

2 適応免疫系

腫瘍免疫にとって最も重要な T 細胞を主体とした免疫応答で，T 細胞が受容体を介してがん抗原を認識して活性化し（priming phase），がん細胞を破壊する機構である（effector

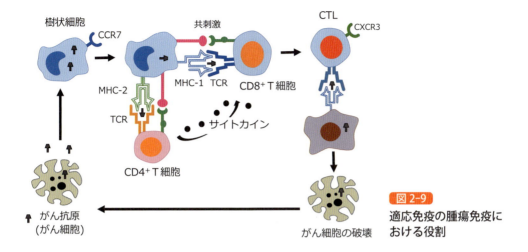

図2-9 適応免疫の腫瘍免疫における役割

phase）図2-9．その特徴は，T細胞が多様性をもったT細胞受容体（TCR）により，抗原提示細胞上のMHC拘束性に提示されたがん抗原ペプチドを認識することから始まる．

a 樹状細胞と抗原提示

がん抗原をT細胞に提示するのは，主にprofessional APCと呼ばれる**樹状細胞**（DC, dendritic cell）である．DCは食作用受容体やToll様受容体（TLR）と共に，T細胞やNKT細胞に抗原を提示するMHCクラスI分子，MHCクラスII分子，そしてMHCクラスI分子様のCD1分子を発現している．

その中でも抗原提示能の高い**通常型樹状細胞**（conventional/classical DC）は，抗原を認識しかつ補足して，免疫反応を誘導する抗原ペプチドとして加工処理すると（processing），ケモカイン受容体CCR7を発現しリンパ管を経由して所属リンパ節へ移動集結し，そこで抗原を濃縮してナイーブT細胞に抗原を提示する**成熟樹状細胞**（mDC, mature DC）となる 図2-10．mDCはMHC分子＋抗原ペプチドをT細胞に提示し（**シグナル1**），抗原を認識したT細胞は活性化するがその活性は不完全である．この際，mDCはMHC分子の他に樹状細胞側の**B7-1/B7-2（CD80/CD86）**とT細胞側のCD28の共刺激分子（co-stimulator）を介して，T細胞をより効果的に活性化する（**シグナル2**）図2-9．その他，誘導性の共刺激分子として樹状細胞とT細胞の間には，ICOS-L/ICOS，CD137-L/CD137，OX40-L/OX40（CD134），GITR-L/GITR（CD357）などの経路がある（☞ p.50, 図1-59）．mDCは細胞内小胞の抗原を処理してMHCクラスIIを介しCD4⁺T細胞を活性化し，さらに細胞質内の抗原はプロテアソームによって分解しMHCクラスIを介しCD8⁺T細胞を活性化する．このMHCクラスIを介した抗原提示経路を**交差提示**（cross-presentation），交差提示による免疫応答を**交差刺激**（cross-priming）と言う（☞ p.11, 図1-11）．交差提示によって活性化したCD8⁺T細胞（CTL）は，がん細胞を破壊する．

一方，樹状細胞が抗原刺激なしに抑制性サイトカインIL-10に暴露されると，未成熟のまま抗原提示機能を失い，**免疫寛容誘導性樹状細胞**（tolerogenic DC）としてTregを誘導しT細胞抑制に作用する 図2-7．

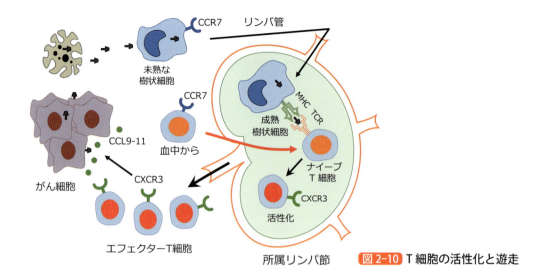

図 2-10 T 細胞の活性化と遊走

b T 細胞とその亜群

　T 細胞は，胸腺で正と負の選択を受けて CD8⁺T 細胞，CD4⁺T 細胞，制御性 T 細胞へ分化する．ナイーブ CD8⁺T 細胞と CD4⁺T 細胞はケモカイン受容体 CCR7 を発現し，二次リンパ組織または末梢へ移動し，樹状細胞から抗原提示され活性化する．活性化 T 細胞は細胞表面にケモカイン CXCL9，CXCL10，CXCL11 の受容体 CXCR3 を発現し，腫瘍局所に集積しエフェクター T 細胞として機能する 図 2-10．さらに活性化 T 細胞の一部は，ケモカイン受容体 CCR7 と接着分子 L-セレクチン（CD62L）を発現し，メモリー T 細胞として二次リンパ組織または末梢に留まり長期にわたって生存する．

① 細胞傷害性 T 細胞（CTL）

　ナイーブ CD8⁺T 細胞は，リンパ節内で抗原提示細胞が提示する MHC クラス I 分子に乗る約 10 個のアミノ酸からなる抗原ペプチドを認識し，エフェクター CD8⁺T 細胞つまり CTL となる．各個体間によって MHC 分子の溝は異なるので，認識される抗原ペプチドはそれぞれ個体間で異なっている（MHC 拘束性）．つまり同じ配列のペプチド鎖が異なる MHC に結合することは稀である．CTL はがん細胞を標的とし，細胞傷害顆粒の**パーフォリン**で細胞膜に穴をあけて**グランザイム B** を注入してアポトーシスを誘導し，さらに IFN-γ を分泌してマクロファージの貪食能や抗原提示細胞の活性化を誘導する．さらに CTL は細胞上に **Fas ligand（FasL）**や **TRAIL（TNF-related apoptosis-inducing ligand）**を発現し，がん細胞の死シグナルである Fas や TRAIL 受容体とそれぞれ結合してアポトーシスを誘導する 図 2-11．

② ヘルパー T 細胞（Th 細胞）

　ナイーブ CD4⁺T 細胞は，リンパ節内で抗原提示細胞が提示する MHC クラス II 分子に乗るアミノ酸約 10～30 個の抗原ペプチドを認識し，エフェクター CD4⁺T 細胞つまり Th 細胞へ分化し病巣またはリンパ節内に集積する．Th 細胞は産生するサイトカインの種類によって亜分類され，それぞれのサブセットは異なった接着分子，ケモカイン受容体，転写因

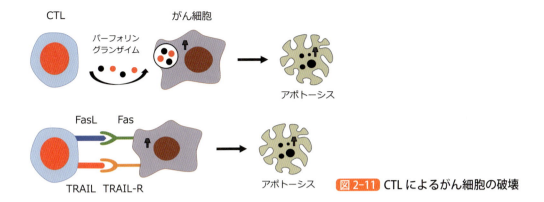
図2-11 CTLによるがん細胞の破壊

子を発現し，他の免疫細胞の増殖と機能を刺激する（☞ p.17, 表1-2）．その中でも抗腫瘍活性に関わる**Th1細胞**はIL-2, TNF-α, IFN-γを産生し，マクロファージの細胞傷害活性や樹状細胞の成熟化を促進し，とくにIFN-γはがん細胞のMHCクラスI分子を誘導しCTLの細胞傷害活性を高めると共に，Th1細胞自身による細胞傷害活性も示唆されている．一方，**Th2細胞**はIL-4, IL-5, IL-10, IL-13, TGF-βを産生し，Th1細胞とは逆に各細胞の抗腫瘍活性を抑制し，TregやBregなど抑制因子を腫瘍に誘導して，むしろ腫瘍を進展させる作用を示す．またTh2細胞はB細胞の分化とIgEやIgG1抗体産生を誘導し，好酸球や肥満細胞を活性化させる．

③ 制御性T細胞（Treg）

Tregは胸腺で自己抗原に反応するナイーブCD4⁺T細胞から分化し，一部は二次リンパ組織（とくに腸管リンパ組織）で分化する（☞ p.17, 図1-21）．Tregの生存維持にIL-2が必須のため，CD25（IL-2Rα）と共に高親和性IL-2受容体を構成的に発現している．実際，Tregの自己反応性として，ヒト悪性黒色腫のTregからCTAのNY-ESO-1, TRAG-3, LAGE-1や自己抗原のgp100, TRP1, survivinを特異的に認識するクローンが分離されている．さらに大腸がんのTregは自己抗原のmucin-1, HER2/neu, CEA, telomerase, survivin, EGFRに反応することが知られている．

Tregは複数の細胞性および液性の免疫抑制機構を有し，強い抑制作用を示すことで腫瘍の進展を促進する（☞ p.18, 表1-3）．その抑制機序は，第1に免疫チェックポイント分子CTLA-4の発現によってT細胞のCD28から樹状細胞へのB7結合を奪う（シグナル2の欠落），第2にCD25（IL-2Rα）と共に高親和性IL-2受容体を構成的に発現してIL-2を奪いナイーブT細胞の活性化を阻止，第3に抑制性サイトカインTGF-β, IL-10, IL-35の分泌である 図2-12 ．とくに**腫瘍微小環境（TME）**では，IL-35産生Tregが増加し，T細胞機能を抑制して腫瘍の進展を促進している．一般的に，多くの腫瘍でTregが浸潤し予後悪化因子となっているが，がん細胞はCCL2とCSF-1（M-CSF）を分泌しM2マクロファージを腫瘍環境に誘導し，M2マクロファージはCCL22/MDC産生によってその受容体CCR4をもつTregを腫瘍内に誘導する 図2-7 ．実際，筆者らも非小細胞肺がん組織で，M2マクロファージのCCL22産生とTregの浸潤を確認している 図2-8 ．さらに腫瘍局所の活

Part II ● 腫瘍免疫学

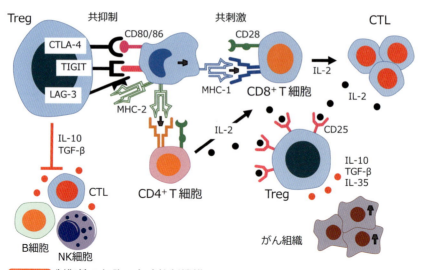

図2-12 制御性T細胞の免疫抑制機構

性化CD8⁺T細胞が，腫瘍のCCL22/MDC産生を刺激していることも明らかになっている．したがって，がん免疫療法でTregの制御は重要な因子となる．

c B細胞

B細胞はMHCクラスIIを発現し抗原提示細胞として，また抗体産生を介した液性免疫応答の中心として機能するが，B細胞にも表現型および機能が異なるいくつかのサブセットが同定され，B細胞の免疫制御機能について解析が進んでいる．しばしばB細胞は腫瘍局所に浸潤するが，がん種によって浸潤の程度，胚中心を含む**三次リンパ組織**(**TLS, tertiary lymphoid structure**)の形成，B細胞サブセットが異なっており，B細胞の腫瘍免疫での役割は未だ不明である．

B細胞は**B細胞受容体**(**BCR**)を介して多様な抗原を認識して活性化し，形質細胞へ分化し抗原特異的な抗体を産生する（☞p.39，図1-49）．したがって，B細胞はがん抗原を認識して特異的な抗体を産生し，CDCやADCCを介して抗腫瘍活性を示すと考えられる（☞p.43，図1-55）．現在，がん抗体治療において，ADCC活性を高めた抗体医薬が有効性を示しているのは事実である．しばしば腫瘍局所では抗体を産生するTLSが形成され，がん精巣抗原のMAGE-A1，MAGE-A3，NY-ESO-1，SSX，XAGE1を発現する腫瘍では，血清中に特異抗体が検出される．その他いくつかのがん種では，がん抗原となるc-myc，Her2/neu，MUC1，p53，survivinに対する特異抗体が検出され，時に頻度は低いが健常人にも検出されその意義については不明である．また胃がんや大腸がんでは，抗NY-ESO-1抗体や抗p53抗体が術後に消失すると，予後良好な因子と考えられている．これらがん特異抗体の存在が，腫瘍免疫にどのように関わっているのか詳細は未だ不明であるが，抗体産生や腫瘍局所のTLS形成は予後良好な因子とする報告が多い．筆者らの肺腺がんでの検討でも，血清の抗XAGE1抗体の存在は強い予後良好因子であった 図2-3．

抗原により活性化したB細胞はCD40を発現し（**CD40-B細胞**），CD4⁺T細胞のCD40L

と結合して，増殖し分化する．CD40-B 細胞は MHC クラス I，MHC クラス II，共刺激分子 B7（CD80/CD86）を発現し，強力な抗原提示細胞として機能し T 細胞を活性化する（☞ p.40，図1-50）．つまり CD40-B 細胞は樹状細胞と同様に，交差提示によって MHC クラス I を介し $CD8^+$T 細胞を活性化し，また MHC クラス II を介し $CD4^+$T 細胞を活性化することで強い抗腫瘍活性を誘導する．さらに CD40-B 細胞はホーミング分子である CD62L，CCR7/CXCR4，LFA-1 を発現して，二次リンパ組織や腫瘍局所の TLS での CD40-B 細胞から T 細胞への抗原提示を促進している．

　B 細胞の腫瘍内への浸潤はがん種によって異なり，抗腫瘍免疫にとって良か悪か賛否両論である．確かに腫瘍浸潤 B 細胞が胚中心を形成し，活発に抗体産生している腫瘍では予後は良い傾向にあるが，B 細胞浸潤が予後不良に関係している腫瘍もある．予後不良の理由として，一部の B 細胞は IL-10 を産生し，免疫抑制能をもつ制御性 B 細胞（Breg, regulatory B cell）の存在がある．Breg（$CD19^+CD24^+CD38^+$）は IL-10 産生によって免疫を抑制すると同時に，TGF-β を産生して $CD4^+$T 細胞から Treg への誘導と増殖を促進する．その結果，腫瘍局所において，Breg 浸潤は強力な免疫抑制機能を発揮する．最近，非小細胞肺がんでも約 20％に Breg が浸潤しているとする報告がある．

　B 細胞には抗原提示と抗体産生の機能だけでなく，Breg の他にいくつかのサブセットの存在が知られており，その誘導の時期と機序，機能，免疫制御における役割の詳細は不明であり，今後の解析の進展が期待される．

4 がんの免疫編集と腫瘍微小環境

1 がん免疫編集

　恒常的な免疫監視にもかかわらずがんが発生し進展する背景には，TME には極めて強い免疫抑制や抗原の変化が存在していることが容易に推測される．つまり進行がんの免疫系は，最終的にがん抗原に対し免疫不応答（免疫寛容）に陥っていると考えられる．このような背景から，完全な免疫不全マウス（*RAG2* 欠損マウス）に化学発がんさせ，がんの発生から進展まで免疫系とがんとの関係を経時的に説明する**がん免疫編集**（cancer immunoediting）の概念が提唱された 図 2-13．この免疫不全マウスは，高頻度かつ早期にがんが発生し死亡したことから，がん免疫監視の存在を間接的に実証することになった．

　がん免疫編集とは，最初に現れたがん細胞は免疫原性が強く免疫監視機構によって排除されるが，免疫系で排除されなかった抗原性の弱いがん細胞は長期にわたって生存し，最終的には増殖し免疫監視から逃避して進行がんへと進展する過程を示している 図 2-13．免疫編集の過程は三相から構成され，免疫系によるがんの**排除相**（elimination phase），免疫とがんの**平衡相**（equilibrium phase），がんの免疫監視からの**逃避相**（escape phase）へと進む．各相の頭文字をとって**免疫編集の 3E** と略される．実際，この免疫不全マウスの化学発がんには，抗原性の強い抗原とその特異的 CTL が確認され，逃避相にある免疫原性の弱い抗原をもつがん細胞も免疫チェックポイント阻害薬の投与で拒絶された．このことから，やはり免疫原性の弱い抗原をもつがん細胞にも免疫監視機構は恒常的に働いていることが確認された．したがって，進行がんでも免疫チェックポイント阻害薬によって，**免疫監視機構の再構築**

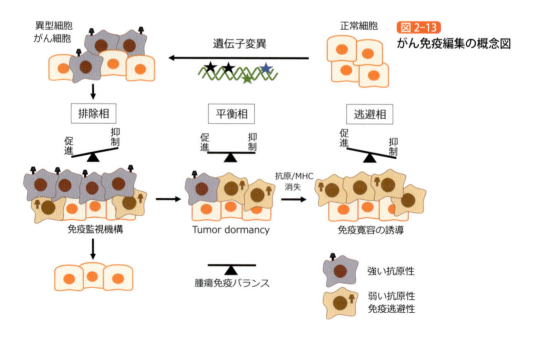

図 2-13　がん免疫編集の概念図

(reprograming)がなされ有効であることがうかがえる．このように免疫編集理論の視点からは，今後の免疫療法がめざす方向性は，逃避相から平衡相，さらには平衡相から排除相への免疫編集の再構築である．現在，精力的に解析が進んでいる新生抗原は個々の腫瘍内に多数存在し，これら不均一ながん抗原の集団にも免疫チェックポイント阻害薬は対応可能であることを示している．

2 腫瘍微小環境（TME）

がん組織にはがん抗原が存在し，ケモカインによって誘導された免疫細胞が集積して，がん抗原に対する免疫反応つまり腫瘍炎症が起きている（hot tumor）と考えられる．がんの進展を考えると，**腫瘍微小環境（TME, tumor microenvironment）**には，これまで解説した免疫細胞が集積して抗腫瘍因子とその抑制因子が混在し，せめぎ合っていることが推測される（図2-14）．しかし個々のがん組織をみると，必ずしも腫瘍炎症がみられない腫瘍（cold tumor）も存在する．また免疫細胞の集積部位は，がん組織の中心部，浸潤の先端部，周辺部など不均一で，浸潤している免疫細胞の種類や発現する分子も異なり，かつ動的で，がん種ごとに異なっている．

TMEにおける主なエフェクター細胞はCTLで，その他にNK細胞，γδT細胞，NKT細胞があり，その出現時期や局在は異なっている．活性化したCTLとNK細胞は，がん細胞や間質の免疫細胞（M1マクロファージ，血管内皮細胞）が分泌するケモカインCXCL9，

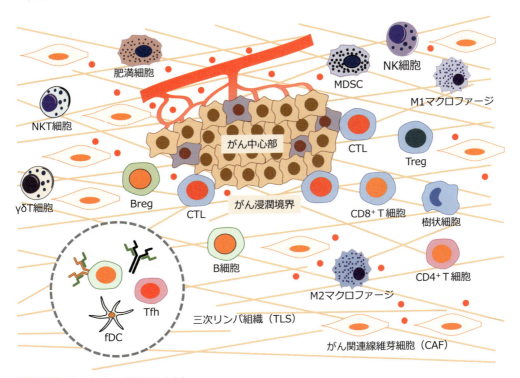

図2-14 腫瘍免疫鳥瞰図（筆者作）

CXCL10，CXCL11 の受容体 CXCR3 を発現し，TME に集積し，がん細胞を破壊する．一方，抑制細胞として Treg，MDSC，M2 マクロファージ，Breg などが考えられ，さらに T 細胞のがん抗原に対する不応答を誘導する免疫チェックポイント分子や代謝物質が多数存在している（☞ p.50，図 1-59）．前述したように，これら抑制細胞は，がん細胞が産生するサイトカインやケモカインによって TME へ誘導される．当然，がん細胞自身も，免疫を抑制する分子を動的または恒常的に発現している．

がん細胞を取り囲む**腫瘍間質**（tumor stroma）は，サイトカインやケモカイン産生，免疫チェックポイント分子の発現によって免疫を抑制する．**がん関連線維芽細胞**（CAF，cancer-associated fibroblast）は，恒常的または動的に PD-L1/PD-L2 を発現し，TGF-β と CXCL12 の産生を介して T 細胞の流入と機能を抑制し，IL-4，IL-6，IL-8 産生によって M2 マクロファージへ分極化させ，さらに樹状細胞の成熟を抑制する 図 2-14．くわえて VEGF 産生によって，腫瘍血管とリンパ管の増生を刺激して腫瘍の進展を促進する．

このように TME には多くの免疫抑制因子があり，がん免疫療法の成功の鍵はがん細胞と TME のクロストーク，さらには TME に浸潤している免疫細胞のネットワークを詳細に解明し，いかに TME に抗腫瘍エフェクター細胞を効率的に誘導し，いかに抑制因子を制御するかに掛かっている（immunomodulation，TME reprogramming）．

3 免疫微小環境の解析

がん組織には白血球つまり炎症細胞が浸潤していることに端を発して，**腫瘍炎症**の概念が生まれた（Rudolf Virchow）．腫瘍炎症の解析には，TME での免疫細胞の集積と種類，さらに個々の免疫細胞の機能的な評価が必要である．その意味から，がん組織全体，各免疫細胞の表面マーカー，サイトカインやケモカイン産生能を数値化して，時に経時的に比較することが求められる（**免疫モニタリング**）．一方，解析結果は施設間で染色抗体の種類，染色法，解析法，解析ソフトなどが異なるため，画一的に解釈することに慎重を要することは永遠の課題である．

当初，TME の HE 染色によって浸潤するリンパ球つまり**腫瘍浸潤リンパ球**（TIL，tumor-infiltrating lymphocyte）の解析がなされ，TIL が多い腫瘍は予後が良いとされてきた．その後，免疫染色が普及すると，T 細胞の表面マーカー CD3，CD8，CD4，CD8，さらに CD45RO（メモリー T 細胞），FoxP3（Treg）などリンパ球サブセットの解析が可能となり，多くのがん種で免疫細胞浸潤と予後との相関が検討されてきた 図 2-15．当然のことだが，CD4$^+$T 細胞と CD8$^+$T 細胞の浸潤，CD8/Treg 比の高値が予後良好因子として抽出されている．ただし問題点も明らかになって，FoxP3 陽性は必ずしもエフェクター Treg を反映していない．後述する大腸がんでは，早くから国際共同研究（SITC）によって**免疫スコア**（immunoscore）が提唱され，現在，他のがん種での再現性，解析項目の追加，免疫チェックポイント療法の効果予測因子としての有用性が検討され，一部でその相関が確認されている．

近年，遺伝子解析技術の進歩と共に，免疫細胞，サイトカイン，ケモカイン，細胞傷害性

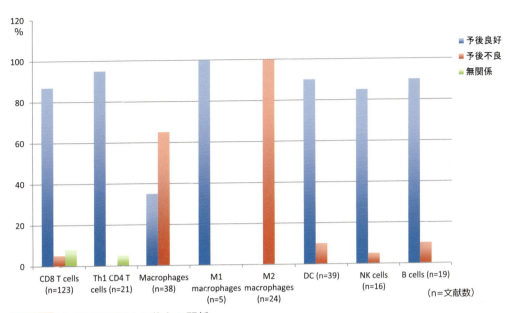

図 2-15 免疫細胞浸潤と予後との関係
〔Adv Immunol. 2016；130：120（modified）〕

タンパク質（例：granzyme），免疫チェックポイント分子などの**免疫関連遺伝子**（immune signature）を**トランスクリプトーム解析**（transcriptomic analysis）によって網羅的に検索し，最近では免疫に特化した解析を immunome と称して TME を分類することが可能になった 図2-16．スタンフォード大学で開発された CIBERSORT 法は，腫瘍全体のトランスクリプトーム解析で腫瘍関連白血球（免疫細胞）の比率と予後との関連を 39 がん種 18,000 例でデータベース化し，予後や免疫治療への反応性予測に役に立つ可能性を示している．

免疫細胞は恒常的，または免疫応答や分化過程に応じて，刻々と動的に表面マーカーやサイトカイン産生が変化する．例えば，ナイーブ T 細胞は CCR7$^+$CD45RA$^+$ だが，活性化すると活性化マーカー CD69$^+$CD25$^+$CD38$^+$ を発現し，慢性的ないし頻回の抗原刺激で免疫チェックポイント分子の CTLA-4 さらには PD-1 や TIM-3 などの疲弊分子を発現する．したがって同時に多くの分子マーカーを検出する必要があり，数種類を検出する multicolor FACS，さらに数十種類をみる**マスサイトメトリー**（mass-cytometry）が開発され解析が進んでいる．

がんの免疫微小環境は，がん種または組織型によって各種因子が異なることが明らかになっている．予後予測因子や治療に対する反応性の解析が進んで，この結果をもとに，免疫チェックポイント療法の効果予測や予後予測が少しずつ可能になりつつあり，将来的には解析結果をもとに免疫療法の個別化も期待されている 図2-16．

a メラノーマ

免疫染色による転移性メラノーマの TME の解析には，免疫細胞または TIL の有無，浸潤部位，サブセット，PD-1 発現，さらに腫瘍細部の PD-L1 発現による分類がある．最初に，腫瘍組織への免疫細胞浸潤なし（immunotype A），血管周囲に浸潤（B），びまん性浸潤（C）の 3 型に分類し，その頻度は 29%，63%，8% であり，浸潤細胞の分布は T 細胞 53%，B 細胞

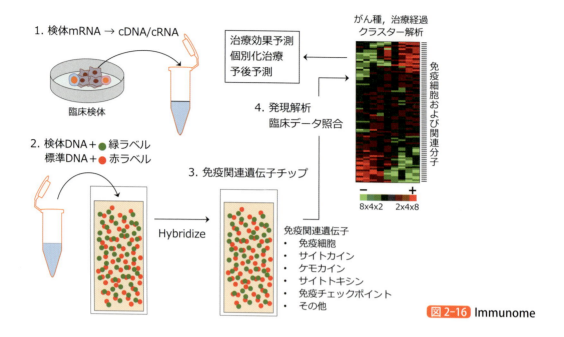

図 2-16 Immunome

型	I	II	III	IV
発現	TIL⁺ / PD-L1⁺	TIL⁻ / PD-L1⁻	TIL⁻ / PD-L1⁺	TIL⁺ / PD-L1⁻
分類	獲得耐性	免疫学的隔離	自然耐性	多因子耐性
免疫染色				
頻度*	38%（17%）	41%（45%）	1%（12%）	20%（26%）
治療と解釈	・Hot tumor ・抗PD-1/PD-L1抗体薬が有効	・Cold tumor ・免疫細胞のTMEへの誘導（併用療法）	・Cold tumor ・Oncogenic PD-L1発現誘導 ・免疫細胞のTMEへの誘導（併用療法）	・TILの免疫抑制 ・他の免疫抑制因子の存在（例：他の免疫チェックポイント分子など） ・併用療法

*頻度：メラノーマ（非小細胞肺がん）

図 2-17 個別化免疫療法へ向けた腫瘍微小環境の分類
〔Cancer Res. 2015; 75: 2139（modified）〕

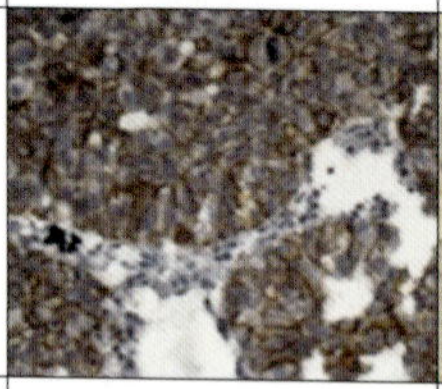

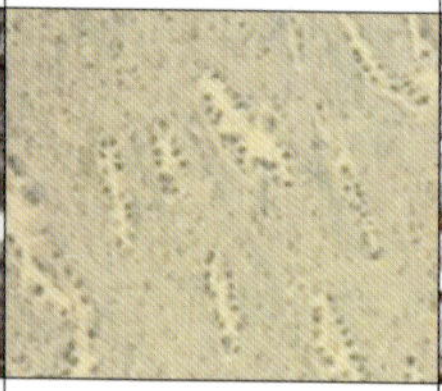

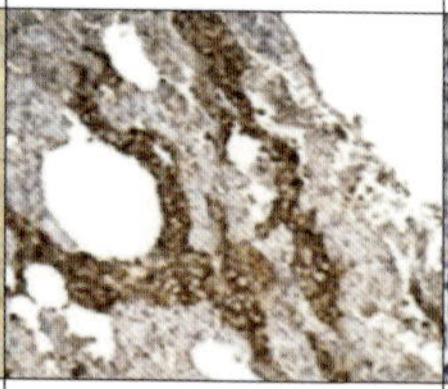

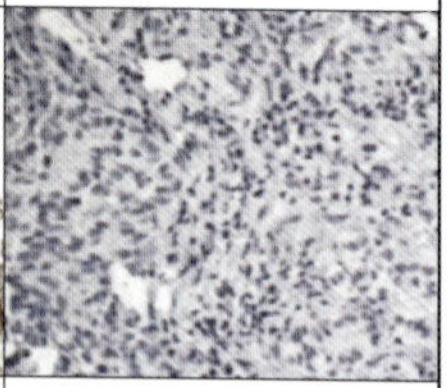

33%，マクロファージ 13% であった．またびまん性浸潤ないし $CD8^{+}$T 細胞浸潤で予後は良好としている．いずれの報告でも TIL は予後良好の因子としている．

さらに TIL と腫瘍細胞の PD-L1 発現の 2 つの因子から，$TIL^{+}/PD\text{-}L1^{+}$（I 型），$TIL^{-}/PD\text{-}L1^{-}$（II 型），$TIL^{-}/PD\text{-}L1^{+}$（III 型），$TIL^{+}/PD\text{-}L1^{-}$（IV 型）の 4 型に分類し 図 2-17 ，その頻度は 38%，41%，1%，20% であった．免疫学的に予想される解釈は，I 型は獲得耐性

JCOPY 498-02264

(adaptive resisitance),Ⅱ型は免疫学的隔離(immunological ignorance),Ⅲ型は自然耐性(intrinsic induction),Ⅳ型は多因子耐性(tolerance)として約50％にTILがなく,Ⅰ型は抗PD-1/PD-L1抗体の単剤治療に反応することが期待され,その通り奏効率はほぼ一致していた.一方,Ⅱ～Ⅳ型では抗PD-1/PD-L1抗体以外または併用療法の導入が考えられ,治療の面から工夫が必要である.

b 肺がん

非小細胞肺がんにおいても,他のがん種と同様に,TILとくにCD8$^+$T細胞浸潤の強い腫瘍は予後が良い傾向にある.非小細胞肺がんでは,2つの解析結果がほぼ一致して,約60％に免疫細胞の浸潤がなく,メラノーマのⅡ型とⅢ型にあたり免疫学的に隔離ないし自然耐性の状況にあると推測される.またⅠ～Ⅳ型の頻度は,それぞれ約15％,45～60％,5～10％,10～25％,Ⅰ型の頻度は抗PD-1ないしPD-L1抗体の単剤治療の奏効率と全く一致している 図2-17 .さらに詳しく解析すると,PD-1$^+$TIM-3$^+$CD8$^+$T細胞浸潤の強い「hot tumor」,CD8$^+$T細胞浸潤が少なく抑制因子を発現している「cold tumor」,頻度は低いが顆粒球浸潤がある3つのクラスターに分類され,hot tumorには扁平上皮がんや遺伝子変異が多い傾向にあった.さらに興味深いことに,約20％にBreg浸潤がみられている.

筆者らの研究では非小細胞肺がん組織で,M2マクロファージのCCL22産生とTregの浸潤を確認している 図2-8 図2-18 .さらに腫瘍局所の活性化CD8$^+$T細胞が,腫瘍の

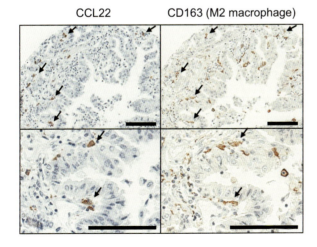

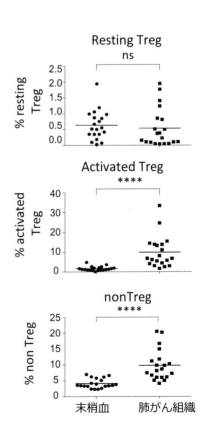

図2-18 非小細胞肺がん組織での活性化Tregの浸潤
〔J Thorac Oncol. 2015; 10: 74(modified)〕

CCL22/MDC 産生を刺激していることも明らかになっている．したがって，非小細胞肺がんの免疫療法では，Treg の制御が重要である．

c 腎細胞がん

腎細胞がんの約 70％は淡明細胞がんで，その約 50％にがん抑制遺伝子 *VHL* の変異がみられ，HIF の蓄積を介した VEGF，TGF-α，PDGF の増加が発がん因子と考えられ治療の標的分子となっている．ほぼ全てのサイトカインとサイトカイン産生が亢進していることが知られ，腫瘍炎症の始動と進展の原因と考えられる．実際，腎細胞がんの初期培養細胞の上清液には IL-8，IL-10，TGF-β，GM-CSF，TNF-α，VEGF などが検出され，がんの進展に伴って患者血清からも検出される．これらのサイトカインが腎細胞がんでの腫瘍炎症を誘導し，事実，TIL の解析では多くの CD8$^+$T 細胞の浸潤と IFN-γ の発現がみられるが，他のがん種と反対に CD8$^+$T 細胞浸潤は予後不良の因子となっている．その理由として，浸潤している CD8$^+$T 細胞には疲弊分子の PD-1 と LAG-3 の発現が推測されているが，それだけでは説明できない．私見では，腎細胞がんの T 細胞浸潤は腎細胞がんのサイトカイン産生によるもので，他のがん種ではがん抗原に反応した T 細胞浸潤と推測する．実際，腎細胞がんには新生抗原を含む**体細胞遺伝子変異数（mutation burden）**が少ないことがわかっている図 2-19．一方，抗 PD-1 抗体の臨床試験での解析では，腎細胞がんの PD-L1 発現（≧5％）は 10〜20％に留まっており，以前は予後不良因子との報告はあるが，PD-L1 発現群（≧5％）で治療反応性がやや高い傾向にあったが有意ではない．

さらに腎細胞がんの immunome 解析から TME を 1〜4 型に分類し，4 型が 14％を占めて Th1 シグナル，T 細胞活性化と誘導因子，疲弊分子の高発現がみられ，免疫染色と同様に

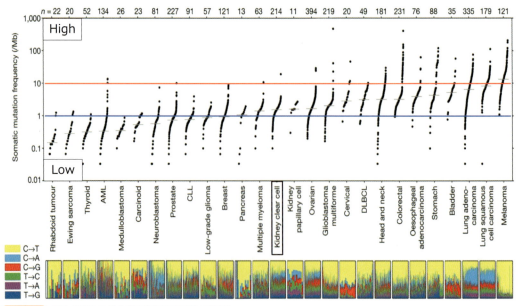

図 2-19 がん種別の体細胞遺伝子変異の頻度
〔Nature. 2013; 499: 214（modified）〕

表 2-4 大腸がんに対する抗 PD-1 抗体（ペンブロリズマブ）の効果

	dMMR (n=10)	pMMR (n=18)	dMMR *non-CRC(n=7)
CR	0	0	1
PR	4(40%)	0	4(57%)
SD	5(50)	2(11)	0
PD	1(10)	11(61)	2(29)
ORR%	40(12〜74)	0(0〜19)	71(29〜96)
DCR%	90(55〜100)	11(1〜35)	71(29〜96)
Time to response	28 weeks	NA	12

dMMR: deficient MMR, pMMR: proficient MMR, CRC: colorectal cancer
〔NEJM. 2015; 372: 2509(modified)〕

他型に比べ予後不良となっていた．しかし抗 PD-1 抗体に対して，このような免疫シグナルは奏効因子と考えられるが，いずれにしても臨床試験で確認する必要がある．

d 大腸がん

　大腸がんでは，国際共同研究（SITC）によって**免疫スコア**（immunoscore）が提唱され，腫瘍中心部（tumor core）と浸潤境界（invasive margin）において，2 つの T 細胞サブセット（CD3/CD45RO，CD8/CD45RO，CD3/CD8）の多寡によって 10〜〜14 のスコア化し，数千例について予後との相関をみている．その結果，大腸がんの約 50％ は明確に分類され，TIL とくに CD8$^+$T 細胞浸潤の多い 35％（スコア 14）は予後良好，少ない 12％（スコア 10/11）は不良と判定し，臨床病期 TNM 分類や**マイクロサテライト不安定性**（MSI, microsatellite instable）より再発と予後予測に優れていた．現在，解析項目の追加，免疫チェックポイント療法の効果予測因子としての有用性が検討されている．

　すでに大腸がんでは，多くの症例で MSI が解析され，MSI 豊富な症例では TIL の浸潤が強く予後良好（immune-high subgroup），マクロファージや間質細部浸潤が強い例では予後不良（mesenchymal subgroup）であることが知られている．また MSI の多寡はがん細胞の PD-L1 発現とも関連し，抗 PD-1 抗体療法の奏効にも関係している．とくに **MMR**（mismatch repair）欠損例では，MSI 豊富で TIL の浸潤が強いため抗 PD-1 抗体の単剤治療が奏効するが，低い MSI または **MSS**（microsatellite stable）症例では無効なことがわかっている 表2-4 ．

e その他

　膵臓癌では TIL や腫瘍の PD-L1 発現も極めて少ないことから，炎症を誘導するためワクチン療法との併用試験が実施されている．いずれにしても TME の解析によって，腫瘍炎症の少ないがん種では，免疫療法とくに免疫チェックポイント療法の導入にあたって新たな戦略が必要となる．

5 免疫代謝

　免疫細胞の多彩な変化である活性化と応答，分化と増殖，サイトカインやケモカイン産生などに対応して，免疫細胞には非免疫細胞と比較し代謝が動的に変化する(**代謝の再構築，metabolic reprogramming**)．最近とくに**免疫代謝**(immunometabolism)の研究が活発に展開され，その中心はエネルギー産生に関わる糖代謝，脂肪酸やアミノ酸の代謝，さらには**ミトコンドリア**の機能制御にある．一般に細胞は，酸素を消費せず細胞質基質(cytosol)の解糖系で1分子の糖から，それぞれ2分子のATPと**ピルビン酸**(pyruvate)を産生し，このピルビン酸はミトコンドリアに運ばれ酸素を利用してTCAサイクル-電子伝達系(Kreb cycle)を回して30～38分子のATPを産生する 図2-20 ．ここで主な免疫細胞のエネルギー代謝を示すが，概して抗腫瘍に関わる免疫細胞は解糖系とミトコンドリアでの酸化的リン酸化(**TCAサイクル**)を活発に利用し，抑制細胞は解糖系よりむしろ脂質や脂肪酸を介してエネルギーを産生している 図2-21 ．しかし，がん細胞の代謝の再構築によってTMEは低酸素状態，糖とアミノ酸の欠乏，pH低下，NOが蓄積しているため，T細胞機能は大きく低下していることが予想され，このことを**T細胞の代謝疲弊**(metabolic exhaustion)と称している．

　がん細胞は遺伝子変異を蓄積し，自律的な生存と活発な増殖の形質を獲得しているため，がん細胞には代謝の再構築が起こっている．1956年，独国の生化学者であるOtto Warburgは，がん細胞のエネルギー産生は有酸素下でも嫌気的な解糖系によるATP産生が亢

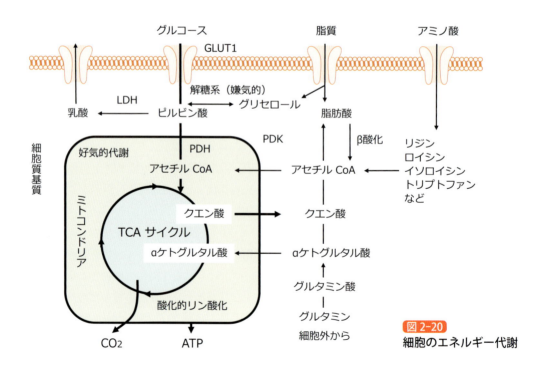

図2-20
細胞のエネルギー代謝

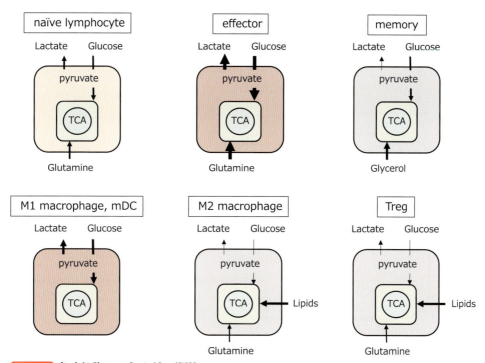

図 2-21 免疫細胞のエネルギー代謝
〔JBC. 2016; 291: 1; Nat Immunol. 2016; 17: 618(modified)〕

進し，好気的な酸化的リン酸化による ATP 産生は抑制されていることを発見し，現在まで **Warburg 効果(Warburg effect)** として知られている 図2-22．この Warburg 効果を利用しているのが，実地医療での FDG-PET 検査である．がん細胞は，ミトコンドリアでの効率の良い ATP 産生より，細胞質基質での効率の悪い糖代謝による ATP 産生を優先しているため，糖消費が亢進し，TME は糖が欠乏していると同時に代謝産物である **乳酸(lactate)** の蓄積で pH が低下している．また，糖代謝と関連が深いアミノ酸や脂肪酸代謝においても再構築が起こっている．アミノ酸はタンパク質の構成成分，糖や脂質合成の基質となる．がん細胞はアミノ酸の中でもグルタミン，セリン，グリシン，トリプトファンの消費が亢進しているため，TME ではこれらのアミノ酸が欠乏している 図2-22．

がん細胞の活発な増殖によって，しばしば腫瘍血管が乏しいがん組織は，低酸素状態になる．低酸素下では，がん細胞の種々の遺伝子の発現，変異，活性化，シグナル伝達系に変化が起こるが，その代表格として **低酸素誘導転写因子(HIF-1, hypoxia-inducible transcription factor-1)** が活性化される．HIF-1 はほぼ全ての正常細胞に発現しているが，がん細胞では HIF-1 が活性化され，糖代謝の再構築において c-myc 遺伝子と共に，解糖系酵素と細胞膜の糖輸送体 **GLUT1** の転写活性が増幅している．つまり HIF-1 は，低酸素下で解糖系の亢進とミトコンドリアの TCA サイクルの抑制，その結果として乳酸産生を促進する 図2-23．さらに HIF-1 は，**誘導型一酸化窒素合成酵素(iNOS)** と **アルギナーゼ 1(arginase-1)** を活性化し，TME では NO 蓄積と L-arginine の欠乏をきたして CTL を抑制する．

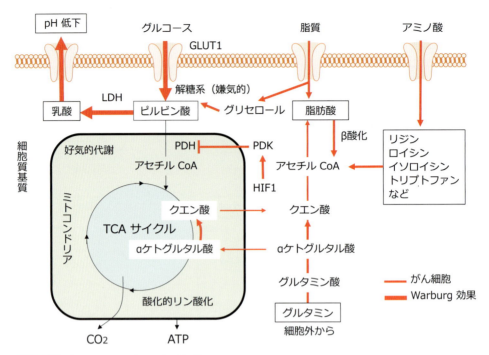

図 2-22 がん細胞のエネルギー代謝

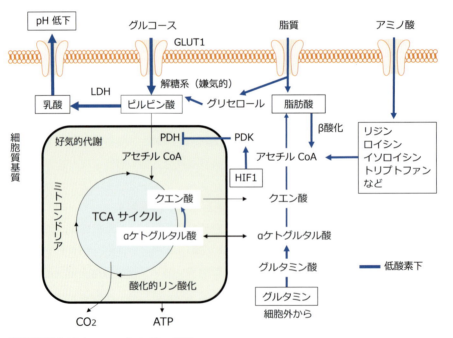

図 2-23 低酸素下のエネルギー代謝

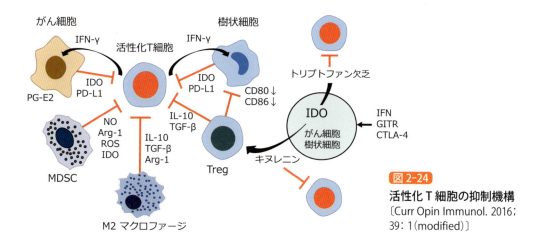

図 2-24
活性化 T 細胞の抑制機構
〔Curr Opin Immunol. 2016；39：1（modified）〕

またがん細胞では，糖代謝やタンパク質合成の基本的調節因子である細胞内シグナル伝達系の mTOR（mammalian target of rapamycin）も活性化している．

このように TME は低酸素状態，糖とアミノ酸の欠乏，pH 低下，NO が蓄積している．このため抗腫瘍活性に関連する樹状細胞，エフェクター T 細胞，NK 細胞，M1 マクロファージの活性化やエフェクター機能が低下する 図 2-21 ．一方，Treg や M2 マクロファージは解糖系に依存しないため，その活性はあまり低下しない 図 2-21 ．つまり TME は，免疫代謝の面からも免疫抑制つまり腫瘍の進展を促進している．

がん細胞，樹状細胞，マクロファージには，炎症によって必須アミノ酸の**トリプトファン**の異化酵素である **IDO1**（indoleamine 2,3-dioxygenase 1）の発現が誘導され末梢性免疫寛容をきたす 図 2-24 ．誘導因子として IFN，LPS，CTLA-4，GITR などが知られている．IDO1 はトリプトファンを**キヌレニン**（kynurenine）へ代謝し，トリプトファンの枯渇とキヌレニンによってエフェクター T 細胞のアポトーシス，Treg の誘導と活性化をきたして腫瘍の進展を促進する．このため現在，免疫療法として IDO1 阻害薬の臨床開発が展開されている．

がん細胞は低酸素下で，アラキドン酸から**プロスタグランジン**（PG, prostaglandin）を産生する酵素 **COX2**（cyclooxygenese-2）が高発現している．その結果，TME には PG が増加し，なかでも PG-E2 は強力な炎症性メディエーターとして血管新生や骨髄系細胞の誘導を促進する．一方，PG-E2，PGE2 は強力な免疫抑制作用を示し，PG-EP4/EP2 受容体を介して FoxP3 を高発現させ Treg を活性化，これに続いて樹状細胞の成熟化を抑制し，ひいては T 細胞応答を抑制，また MDSC の活性化をきたして腫瘍の進展を促進する．このような背景から，がんに対する COX2 阻害薬の非ステロイド系抗炎症薬（NSAID）を中心に臨床開発が活発に展開されてきた．実際，臨床的に COX2 阻害薬の投与によって TME への T 細胞誘導，FoxP3 と IL-10 の発現低下，MDSC の活性低下が観察されている．

ひとやすみ ②

Abbie Lathrop,"The Mouse Woman"of Granby

　近交系マウス(inbred mouse)とは，遺伝情報が同じ兄弟姉妹の近親交配を20世代以上にわたって継代し，MHC(マウスではH2)を含めほぼ同一の遺伝的背景をもつ系統のことをいいます．20代以上の近親交配を続けると，遺伝子のヘテロ接合体の割合が約1％以下になるそうです．昔日，私はC57BL/6("Black 6")マウスを使っていましたが，マウスで実験した研究者の皆さんも，近交系マウスを使っているはずです．現在，約450種以上の近交系マウスが樹立されています．この近交系マウスの歴史をさかのぼると，なんと科学とは無縁のひとりの女性，Ms. Lathropに辿り着くのです．

　ではMs. Abbie E. C. Lathrop(1868-1918)を紹介しましょう．図2-25．彼女は1868年，Massachusetts州のGranbyからIllinois州にやってきた，教師をする両親の下に一人っ子として生まれました．16歳まで両親から教育を受け，さらに約2年間を教育施設(詳細は不明)に通いIllinoisの教員免許をとって，しばらく小学校の教師をしていました．しかし慢性の病気のため教師を辞め，のちに悪性貧血を患うのですが，1900年にGranbyへ戻り，鶏，七面鳥，家鴨などの養禽業を始めました．この養禽業はうまくいかず，結局，Granbyで教育用として使っていたwaltzing mouse(コマネズミ)の夫婦(つがい)を手に入れ，繁殖させペットとして販売する事業を始めました．今風にいうと，ペットショップです．コマネズミは内耳の三半規管に遺伝的異常をもっているため，一定の円形を回る性質をもっており観賞用として重宝されました．徐々にコマネズミは繁殖して，宣伝の甲斐もあって多くの愛好家から注文が殺到し，さらにラット，モルモット，ウサギ，ケナガイタチなどの販売も広く手がけるようになりました．このため"the Granby Mouse Farm Lathrop"図2-26は一時，約11,000匹を超えるまでに繁殖し，親友のEdith ChapinとAda Grayの助けを借り，さらに近所の子供たちに時給7セントを支払ってケージの掃除を依頼するまでになりました．また，毎月，餌である穀物は約1トン，クラッカーは12樽以上を消費したそうです．

　Lathropのマウス販路は研究者や研究室にも広がり，遠くはSt. LouisやNew York，近くはthe Bussey Institute of Harvard University，さらにモ

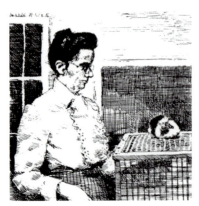

図2-25 Ms. Abbie E. C. Lathrop
彼女の写真は現存しない．

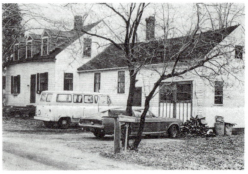

図2-26 Lathropが暮らした家
この家は1800年代中期に建てられ，実際にMs. Abbie Lathropがここに暮らし，近交系マウスの開発とマウスがんの研究をしていた．
(写真：1975年)

ルモットは合衆国政府にも供給され，第一次世界大戦の戦場では毒ガス検知にも使用されました．その研究者の一人，人類遺伝学の開拓者であるWilliam E Castle（1867-1962）は，1902年からLathropのマウスを購入し，30年以上にわたってBussey Instituteの所長を務め，H2抗原（マウスMHC）の発見者で1980年ノーベル賞を受賞したGeorge D SnellやClarence C Littleなど著名な遺伝学者を育てています．1909年，LittleはLathropのマウスを，注意深く交配を重ねて世界初の近交系マウスDBA（dilute brown non-agouti）を樹立し，1929年，世界最大の実験マウス供給源（mouse breeder）で研究所も備えたJackson Laboratory（Bar Harbor, Maine）の創立に貢献しています．このJackson Laboratoryは，Lathropの死後に残された多くのマウスを引き取っています．実は，私が使ったC57BL/6マウスも，1921年にLittleがLathropのcode #57マウスから樹立した近交系マウスでした．

Lathropからマウスの供給を受けていた研究者に，Pennsylvania大学の実験病理学者であったLeo Loeb（1869-1959：米国癌学会長1911-1912）がいました．Loebは1901〜1903年，マウスとラットで腫瘍移植実験に成功した論文を発表していました．1908年，Lathropは数匹のマウスに見慣れない皮膚病変を発見し，そのマウスをLoebに送り，すぐにLoebはその病変が乳がんの一種と診断しました．以前から，Lathropはマウスの交配と飼育記録を几帳面にノートに書き留め，いまもその資料はJackson Laboratoryに保存されていますが，この記録がLathropとLoebのがん研究に貢献することになりました．この出会いから免疫学の数々の大発見に繋がるLathropとLoebの共同研究が幕を開け，Loebが研究を立案して，LathropがGranby Mouse Farmで検証する実験が始まりました．以来，Lathropは近交系マウスの開発に乗り出し，1910〜1919年，LathropとLoebは約10編の共著論文を著名な医学雑誌に発表しました．そして2人のがん研究は，Lathropが悪性貧血で亡くなるまで継続されました．

LathropとLoebが見出した自然発生マウス乳がんは，その後の大型研究によって，マウスの系統毎に発生頻度と進展が異なること（遺伝的要素），その頻度は高低マウスの交配でも高いこと，妊娠によって発がん頻度が増加し卵巣摘出で低下することが示されました（ホルモン依存性）．さらにマウス乳がんの移植実験では，生着するマウス系統と拒絶する系統では，その遺伝的な背景が全く異なっていたのです．1916年，Lathropは研究成果の一部を米国癌学会誌 Journal of Cancer Research 創刊第1号（現在のCancer Research）に掲載し，世界で初めてがん発生に個体の遺伝的な要素があること，がん予防に外科的切除が有効なことを動物実験で明らかにしています．このがん移植に関わった遺伝的背景の違いこそが，George Snell（1980年，ノーベル賞受賞）とPete Gorerの発見したマウスH2，Peter DohertyとRolf ZinkernagelのヒトMHCの発見（1996年，ノーベル賞受賞）に繋がりました．

Ms. Abbie E. C. Lathropのthe Granby Mouse Farmに端を発した近交系マウスの樹立によって，Peter Medawarの免疫寛容理論（1960年，ノーベル賞受賞），KöhlerとMilsteinの単クローン抗体作成法の開発（1984年，ノーベル賞受賞）など，免疫学において数々の成果が産み出されました．このことは遺伝学や免疫学に限らず，近交系マウスは，人類に貢献する医学・生理学の研究に大いに資することになったのです．

われわれ臨床医にとっても，Ms. Lathropの観察力と探求心，そして小さな新発見による人類への貢献には学ぶべきことが多いでしょう．

■文献
1. Goodpasture EW. Leo Loeb, 1869-1959: a biographic memoir. Washington DC；Natl Acad Sci U S A；1961. p.202-251.
2. Shimkin MB. A. C. E. Lathrop（1868-1918）: Mouse women of Granby. Cancer Res. 1975; 35: 1597-98.
3. Russell ES. A history of mouse genetics. Ann Rev Genet. 1985; 19: 1-28.
4. 多田富雄. グランビーのねずみおばさん. In: ビルマの鳥の木. 東京: 新潮文庫; 1998.

5. Beck JA, et al. Genealogies of mouse inbred strains. Nat Genet. 2000; 24: 23-5.
6. Lippman SM, Hawk ET. Cancer prevention: From 1727 to milestones of the past 100 years. Cancer Res. 2009; 69: 5269-84.
7. Steensma DP, et al. Abbie Lathrop, "Mouse Women of Granby": rodent fancier and accidental genetics pioneer. Mayo Clin Proc. 2010; 85: e83.
8. http://www.granbyma.net

第Ⅲ部 ● 免疫腫瘍学

　これまでの膨大な腫瘍免疫学の知見をもとに，逐次，サイトカイン療法，リンパ球輸注療法，がんワクチンなど免疫療法の小規模な臨床研究が積み重ねられてきた．その背景にはがんと免疫との密接な関係，つまり概念的ながん抗原，がん特異的な免疫応答，それに基づくがん免疫監視機構の存在が実験的およびヒト検体で実証されたからである 図3-1 ．これらは全てがんに対する免疫応答を活性化する現象であり，その活性化へ向けた治療法の開発が中心であった．一般に免疫療法は他の抗がん薬に比べ，用量や投与間隔の設定が難しく，腫瘍縮小など近接効果に乏しく，時に無増悪期間や全生存期間の延長はみられるが，従来の臨床的な効果判定には不適であることから，大規模な臨床開発には至らなかった．

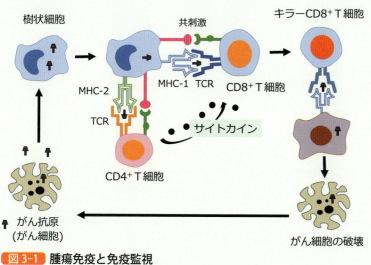

図3-1 腫瘍免疫と免疫監視

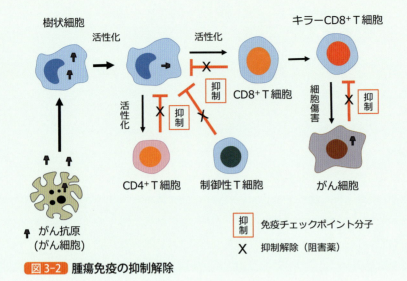

図 3-2 腫瘍免疫の抑制解除

　一方，最近になって免疫抑制因子の解析が進み，明確な免疫監視機構を背景に，翻って抑制因子の解除に向けた治療法つまり免疫監視の再構築へ向けた治療法が開発され，がん免疫療法にパラダイムシフトが起こった 図3-2．これが免疫チェックポイント療法を中心とした抑制解除型のがん免疫療法の潮流であり，今後，かつてのプラチナ製剤と同様に，免疫チェックポイント阻害薬ががん免疫療法のキードラッグとして発展する．そこで免疫療法は，従来のがん薬物療法と抗腫瘍効果や有害事象が異なるため，新たな学問大系として免疫腫瘍学の整備が早急に求められている．

がん免疫療法の歴史

　1891年，ニューヨークの20代の若き外科医であったWilliam Coley（1862-1936）は，リンパ肉腫の患者が丹毒（皮膚の連鎖球菌感染症）に罹患した後，その肉腫が退縮した現象から，菌毒素をがん患者に投与して治療する方法，いわゆるColey's toxinsを開発した．がん患者が感染症に罹患した後に腫瘍が退縮する現象は，Coleyより以前にもRobert KochやLouis Pasteurによって確認されていた．しかし菌毒素に対する免疫反応を利用した，世界初のがん免疫療法はColeyによって実施された．このためWilliam Coleyは「がん免疫療法の父」と呼ばれている．Coley's toxinsは約1,000例のがん患者に投与され，一部の患者では腫瘍の縮小や消失がみられた．Coley没後の1946年，娘のHelen Coley Nautsによって，Coley's toxinsを投与した484例の詳細な解析結果がCancer Researchに報告された．当時，切除不能な各種がんで多くの完全寛解や長期生存例がみられている．

　その後，世界中で非特異的な免疫賦活薬あるいは**生物学的応答調節物質**（BRM, biological response modifier）が続々と登場したが，期待するほどの臨床効果はみられなかった．がん抗原の存在が確認されると，MART-1, gp100, MAGE, NY-ESO-1, WT-1, Her2/neu, MUC-1など，抗原特異的がんワクチンが臨床試験に導入され，その奏効率はたかだか2〜3％以下に留まっているが，時に早期臨床試験では無増悪期間や全生存期間の延長が観察されている．最近では，腫瘍炎症を誘導する手段として，ワクチンが見直され併用療法の臨床試験が進行している．一方，1976年に子宮頸がんとHPV感染との因果関係が明確となり，HPV予防ワクチンは頸がん予防に対し画期的な成果をあげ，2000年に子宮頸がんの予防ワクチンとして認可された．同時期の1976年，膀胱癌に対しBacille Calmette-Guerin（BCG）注入療法が開発され，大規模臨床試験によって有効性が証明され，世界的にも標準治療として普及している．その詳細な作用機序は明確ではないが，BCG自身には殺細胞作用がないため，免疫反応による効果と推測されている．

　1973年，Ralph Steinmanが樹状細胞の存在と抗原提示細胞としての機能を発表した後，樹状細胞にがん抗原を取り込ませ輸注する樹状細胞ワクチン療法が開発された．2010年，紆余曲折の末に米国FDAは，ホルモン療法抵抗性の転移性前立腺がんに対して，分化抗原の前立腺酸性ホスファターゼ（PAP）とGM-CSFで刺激した樹状細胞ワクチンSipuleucel-Tを承認した．

　1976年，IL-2がT細胞増殖因子として報告され，最終的に1983年に谷口らによってクローニングされた．1985年には転移性のメラノーマと腎臓がんに投与され一部に効果がみられ，現在，本邦でもサイトカイン療法としてIFN-αとともに承認されている．その後，IL-2は**LAK療法**（lymphokine-activated killer cell）や**TIL療法**（tumor-infiltrating lymphocyte）のリンパ球刺激因子として利用され，確かに一部の症例には劇的な効果がみられたが，非特異的で実地医療としての利便性に乏しいため普及するには至っていない．現在，試験的にiNKT細胞，NK細胞，γδT細胞療法が散発的に行われているが，効果に乏しく一

般に普及するには至っていない．最近，注目されているのが，後述する細胞工学技術の進歩によって開発された **T細胞受容体遺伝子導入T細胞(TCR-T)** と **キメラ抗原受容体-T細胞療法(CAR-T)** である．

1975年，KöhlerとMilsteinによってモノクローナル抗体の作製法が開発され，1990年にMcCaffertyは抗体の組換え技術を開発しキメラ抗体やヒト化抗体の作製を可能にし，抗体医薬開発の夜明けとなった(後述)．その結果，治療薬としての抗体が量産可能になり，1997年に世界初の抗体医薬rituximab(抗CD20キメラ抗体)がB細胞リンパ腫に対し承認された．現在，標的分子は異なるが，多くの疾患に対し50以上の抗体医薬が実地医療に導入され，いまも年間50個以上の抗体が臨床試験に入り競争的開発が進んでいる．

がん免疫療法とその考え方 2

1 基本的な考え方

　がん免疫療法の基本概念には，免疫学の基本である「抗原」，「抗原特異的な免疫応答」，特異的応答による抗原つまり「がん細胞の排除」にある．ここで特異的とは2つの意味があり，**がん細胞特異的**(cancer specific)とがん細胞の**抗原特異的**(antigen specific)を区別して考える必要がある．概念的には，前者は正常細胞とがん細胞の違いを認識する自然免疫，後者はがん抗原ペプチドを介した適応免疫の応答と捉えることができる 図3-1 ．したがって**理想的な免疫療法**に求められる条件は，①抗原性の強い腫瘍特異抗原(TSA, tumor-specific antigen)の存在，②抗原特異的リンパ球の活性化，③活性化したリンパ球の腫瘍局所への集積，④免疫抑制の解除であり，実際，それぞれの項目に対応して治療法が開発されてきた 図3-3 ．つまりがん免疫療法の成功の鍵は，腫瘍局所にがん抗原特異的な腫瘍炎症(免疫細胞の集積)を誘導することから始まり，腫瘍免疫微小環境を抑制解除へ変化させることである(immunomodulation)．

　免疫療法には抗原性の強い腫瘍特異抗原(major antigen)の存在が理想的だが，がん組織の特徴である不均一性に対応するには，抗原性の強弱にかかわらず，各々のがん抗原に対して免疫応答を誘導するのが望まれる．そのため最初に major antigen によって腫瘍炎症を誘導して，minor antigen への免疫応答を誘導することも一策である．またがん抗原の質は別として，**アジュバント**などで共刺激分子を誘導または共刺激分子アゴニストを併用して，T細胞の活性化を増強することも必要となる．

　腫瘍抗原が非特異的つまり**共有抗原**(shared antigen)であれば，免疫療法の有害事象は，共有抗原を発現する正常細胞の分布に応じて出現する．具体的には，B細胞の分化抗原

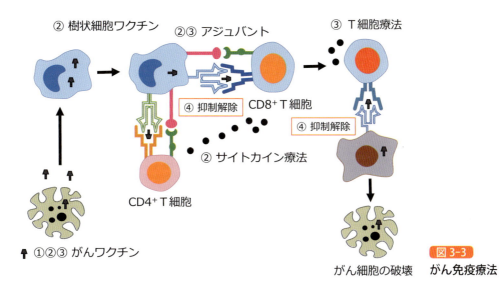

図3-3 がん免疫療法

CD19を標的にすると，正常B細胞も破壊されることになる（on-target off-tumor effect）．また過剰な非特異的免疫の活性化または抑制解除は，重篤な**サイトカイン放出症候群**（CRS，cytokine release syndrome）や自己免疫反応を惹起して様々な有害事象を起こす．しかし免疫療法において，免疫賦活と抑制の適度なバランスを個別化して調整するのは極めて難しい．

2 能動および受動免疫療法

がん免疫療法は，体外から免疫賦活する薬物を投与する**能動免疫療法**（active immunotherapy）と，体外で増殖または活性化させた免疫細胞やがん特異的抗体を投与する**受動免疫療法**（passive immunotherapy）に大別される 図3-4．この分類は，腫瘍免疫を活性化あるいは直接に腫瘍細胞を標的にする視点からみると理解しやすいが，具体的な治療法とくに抗体療法では，作用機序が異なり，両方に重複するので分類には注意が必要である．

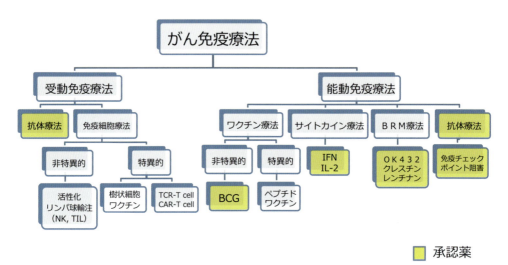

図3-4 がん免疫療法の分類

従来の免疫療法の考え方は，免疫監視機構の概念から免疫を賦活するワクチンやサイトカイン，そして体外で免疫細胞を大量培養する技術が確立され，LAK療法やTIL療法などが試験的に行われてきた．また抗体作製技術が飛躍的に進歩し，その抗体の標的は，血液腫瘍では分化抗原，固形がんでは膜型チロシンキナーゼ受容体，そして免疫チェックポイント分子へと進化し，実地医療で成果を上げている．それぞれの作用機序は，ADCCやCDCを介した細胞傷害，がん細胞の増殖シグナル伝達の遮断，そしてCTLの再活性化（免疫監視の再構築）である．したがって前二者は受動免疫療法，免疫チェックポイント阻害薬は能動免疫療法に分類されることになる．

免疫療法の各論　3

　抗腫瘍免疫の概略図から，各々の免疫療法を想定することができる 図 3-3．がん抗原はがんワクチン，樹状細胞は樹状細胞ワクチン，T 細胞活性化はサイトカイン療法，キラー T 細胞は T 細胞輸注療法である．一方，免疫抑制解除型では免疫チェックポイント療法である．

1 がん治療ワクチン

　がん治療ワクチン（therapeutic cancer vaccine）として用いる抗原の選択には 2 つの要素がある．第 1 に，がん抗原の種類，第 2 はタンパクまたはペプチドワクチンである．前述したようにがん抗原は，①**腫瘍関連抗原**（TAA，tumor-associated antigen），②**がん精巣抗原**（CTA，cancer/testis antigen），③**腫瘍特異抗原**（TSA，tumor-specific antigen）に大別され 表 3-1，それぞれ多数の抗原がワクチンとして臨床試験に導入されてきた．しかし，これまでの臨床試験から理想的なワクチンには，がん特異的なペプチド抗原の選択が必要であり，ウイルス抗原，一部のがん精巣抗原，そしてがん特異的な変異ペプチドである．

表 3-1　がん抗原の分類

	分類	抗原	特徴	発現
腫瘍関連抗原（TAA）	がん胎生蛋白	CEA，AFP	胎生期細胞とがん細胞に発現	多くのがん種 肝がん
	分化抗原	CD20 Melan-A, gp100 PSA, PAP	B 細胞 メラニン細胞 前立腺	B 細胞リンパ腫 メラノーマ 前立腺がん
	遺伝子増幅 過剰発現	Her2/neu, EGFR Survivin, WT-1	増殖関連分子	乳がん，卵巣がん 多くのがん種
	転写後修飾	MUC1, CA-125 CA-19-9	低糖鎖ムチン 糖脂質，糖蛋白	乳がん，卵巣がん 肺がん，大腸がん
がん精巣抗原（CTA）	胚性蛋白	MAGE, NY-ESO-1 XAGE1, SSX	正常胚細胞とがん細胞に発現	多くのがん種
腫瘍特異抗原（TSA）	ウイルス蛋白	HPV16, E6/E7 EBNA1, LMP1/2	発がん関連 ウイルス蛋白	子宮頸がん 鼻咽頭がん
	新生抗原 Neoantigen Neoepitope （遺伝子変異）	RAS, TP53, Rb BRCA, EGFR BRAF, VHL	がん原遺伝子 がん抑制遺伝子 受容体，キナーゼ	多くのがん種
		BCR-ABL，TEL-AML, EML-ALK	融合蛋白（Breakpoint）	対応するがん種
		Passenger mutation	個別的かつがん特異的	多くのがん種

抗原タンパク　CD4⁺T細胞の活性化
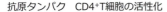

短鎖ペプチド (short peptides＜15 mer)　CD4⁺T細胞／CD8⁺T細胞の活性化
MHC-1　　　　　　　　　　MHC-2

長鎖ペプチド (long peptides＞20 mer)　CD4⁺T細胞＋CD8⁺T細胞の活性化
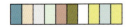

長鎖複合ペプチド (long overlapping peptides)　CD4⁺T細胞＋CD8⁺T細胞の活性化
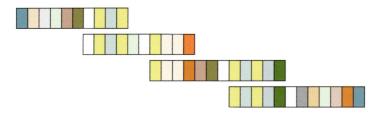

図 3-5 がん治療ワクチン

　ワクチンの形態として，がん細胞の**溶解質 (lysate)**，合成タンパクか合成ペプチドかの選択になるが，ワクチンの抗原としての効率と製剤経費を考慮して，一般に**ペプチドワクチン**が用いられている．ワクチンの効率とは，つまり CD4⁺ と CD8⁺T 細胞の免疫応答をバランスよく誘導することで，その意味では短いペプチド (short peptides＜15 mer) より長いペプチドワクチン (long peptides＞20 mer) が適しており，抗原特異的な CTL が一定期間は腫瘍微小環境で生存することができる　図 3-5．また最近では，CD8⁺T 細胞と同様にエフェクター CD4⁺T 細胞にも細胞傷害活性があることも示唆されている．実際，筆者らの，がん精巣抗原 **NY-ESO-1 ペプチドワクチン** (20 mer) の臨床試験では，ワクチン接種後に特異抗体の上昇，CD4⁺T 細胞と CD8⁺T 細胞の免疫応答の増強が観察されている　表 3-2．一方，その他の転移性メラノーマと肺がんに対する MAGE-A3 タンパクワクチンの臨床試験では，CD8⁺T 細胞の免疫応答が乏しく，一次目標を達成できなかった．また一般にワクチンは，樹状細胞をより活性化するアジュバントと共に同時投与され，Toll-like 受容体 (TLR) のリガンドである poly-ICLC (TLR3) や CpG (TLR9)，その他 montanide，IFN アゴニストが用いられる．

　非小細胞癌におけるワクチン療法のメタ解析では，対象と比較して予後を延長する傾向にあるが，現時点でワクチン単独療法は考えられない．安価で有害事象の軽微な併用療法としてのワクチン療法は，濃縮されたワクチン抗原の樹状細胞への暴露，効率良い樹状細胞の交差提示の誘導，CD4⁺/CD8⁺T 細胞の強い免疫応答の持続，活性化 T 細胞の腫瘍局所への誘導など immunomodulatory drug としての可能性がある．これらの点から，ワクチン抗原の選択，併用の時期や間隔について詳細に検討する余地がある．

　現在，最も注目されているのが**新生抗原 (neoantigen)** をワクチンとして，免疫チェック

表 3-2　NY-ESO-1f ペプチドワクチンによる免疫誘導

がん種	免疫染色		血清抗体		CD4		CD8		奏効
	MHC-1	NY-ESO-1	前	後	前	後	前	後	
食道がん	+++	+++	-	+	-	++	-	++	PD
食道がん	+++	+++	-	+	-	+++	-	-	PD
胃がん	++	++	+++	+++	-	+++	-	++	PD
食道がん	+++	+++	-	-	-	-	-	+	PD
食道がん	++	+	-	++	+	++	-	++	PD
肺がん	+++	++	-	++	-	++	-	+++	SD
肺がん	+++	++	-	++	-	++	-	-	SD
食道がん	+++	+	++	++	++	+++	+	++	PD
肺がん	++	+++	-	++	-	++	-	++	PD
食道がん	++	+	-	+++	-	+	-	+	SD

(Int J Cancer. 2011; 129: 2836)

ポイント阻害薬と併用する試みで，すでに欧米では単独ないし併用の臨床試験が活発に展開されている．基本的に新生抗原は胸腺での選択を受けていないがん特異的抗原として認識され，ワクチンとしては理想的な抗原である．その手法として，まず正常組織とがん組織の遺伝子を次世代シークエンサーによって全エクソーム解析した後，がん細胞特異的かつアミノ酸置換を伴う体細胞変異を抽出する．抽出した多数の短い新生抗原（**tandem minigene**）と約 2,500 もの多型をもつ MHC クラス I との結合を予測する解析ソフトによって，**新生エピトープ（neoepitope）**を絞り込み（*in silico* prediction），さらにその結合力（avidity）を順位づけする．候補となった新生エピトープは合成され，**テトラマーアッセイ（tetramer assay）**によって MHC クラス I との結合を確認し投与される．現在，多数の解析ソフトが企業およびアカデミアで競争的に開発され，この手法は究極の個別化がん治療ワクチンとされ，製剤まで約 3 カ月の時間を要する．

2　樹状細胞ワクチン

樹状細胞ワクチン（DC vaccine, dendritic cell vaccine）は，最も強力な抗原提示細胞である樹状細胞（または単球）を体外で特異抗原とサイトカインによって刺激し，細胞ワクチンとして投与する治療法で，1990 年代から研究開発が重ねられてきた．その手法は，一般に樹状細胞は末梢血単球のわずか 1％に過ぎないため，樹状細胞への成熟ないし増殖因子のカクテルによって *ex vivo* で刺激して一定の数を確保し，次に腫瘍抗原で刺激して皮内またはリンパ節へ投与する（図 3-6）．使用される成長因子は GM-CSF，TNFα，IL-1β，IL-6，PG-E2 など，がん抗原としてペプチド，腫瘍溶解質（lysate），RNA，DNA，新生抗原ペプチドなど

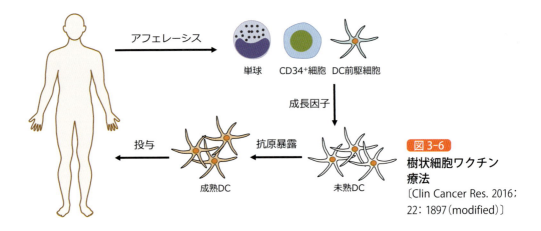

図 3-6
樹状細胞ワクチン療法
〔Clin Cancer Res. 2016; 22: 1897(modified)〕

多岐にわたる．

これまで多くの臨床試験が行われまた進行中で，臨床試験ではワクチン投与によって特異的な液性および細胞性免疫応答が誘導され，その応答と生存期間延長とは相関がみられている．最近の 100 以上の臨床試験でのメタ解析では，奏効率は前立腺がん 7.1%，メラノーマ 8.5%，腎細胞がん 11.5%，グリオーマ 15.6% と低率ではあるが，奏効例ではしばしば効果が持続している．現在，米国 FDA でホルモン療法抵抗性の転移性前立腺がんに対し，分化抗原の前立腺酸性ホスファターゼ(PAP)と GM-CSF で刺激した樹状細胞ワクチン **Sipuleucel-T** が承認されているが，労力，費用，品質管理の面から煩雑で，未だ一般に普及するまでには至っていない．現実，樹状細胞ワクチン単独療法は否定的で何らかの併用療法が必要であることから，免疫チェックポイント阻害薬との併用試験が行われた．その結果，メラノーマに対しては抗 CTLA-4 抗体単独治療に比べワクチン併用で奏効率が良い傾向にあった．現在，抗 PD-1 抗体薬とワクチンの併用試験が骨髄腫，腎細胞がん，前立腺がんなどで進行している．

3 T 細胞輸注療法

T 細胞輸注療法(T cell adoptive immunotherapy)は，がん抗原から樹状細胞を介し，T 細胞活性化への不確実な過程を飛び越して，T 細胞を体外に取り出し *ex vivo* で増殖，改変，または活性化させた後に，再びその T 細胞を体内へ輸注する治療法である．その T 細胞には iNKT 細胞，γδT 細胞，**腫瘍浸潤リンパ球(TIL)**，**T 細胞受容体遺伝子導入 T 細胞(TCR-T 細胞)**，**CAR-T 細胞(CAR, chimeric antigen receptor-modified T cell)** がある．いずれも臨床試験として実施されており，とくに TCR-T 細胞と CAR-T 細胞療法は，主に血液腫瘍において画期的な臨床効果が報告され，細胞製剤の企業化へ向けて活発に開発が進んでいる．この項では，TIL 療法，TCR-T 細胞療法，CAR-T 細胞療法について解説する．

a TIL 療法　図 3-7

外科的に切除された腫瘍組織の TIL を分離して，*ex vivo* で IL-2 添加によってリンパ球を

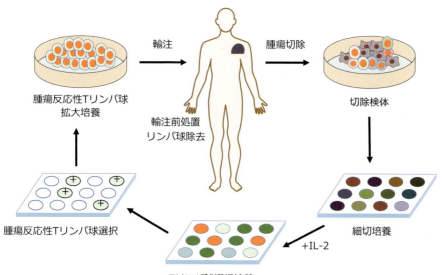

図 3-7 TIL（腫瘍浸潤リンパ球）輸注療法
〔Science. 2015; 348: 62（modified）〕

大量培養した後に体内に戻す治療法で，1990 年頃から主にメラノーマ患者を中心に臨床試験が行われてきた．TIL の中には種々のがん特異的なリンパ球が含まれるが，当初は TIL の分離と培養期間も長いため体内での生存期間も短く，その臨床効果は極めて限定的であった．そこで培養法の改良とともに，注入前の前処置としてシクロホスファミド（cyclophosphamide）やフルダラビン（fludarabine）の投与，全身放射線照射をして Treg や MDSC などの免疫抑制細胞の除去および体内リンパ球との機能的および空間的な競合を避けることで臨床効果は飛躍的に上がった．その結果，進行期メラノーマ患者で完全寛解を含めた奏効率は約 30～70％まで及び，しばしば完全寛解とともに長期生存や治癒が得られるようになった．さらに他の治療に無効な例についても，TIL 療法は同様に高い奏効率を示し，頭頸部がん，胆管がん，子宮頸がんにおいても奏効がみられている．また TIL 療法によってリンパ球が認識する抗原には，新生抗原が含まれていることも示されている．しかし TIL 療法では切除できる対象がん種が限られ，労力，費用，時間を要するため，特殊な施設以外では実施できないのが難点である．

b TCR-T 細胞療法

これら TIL 療法の画期的な臨床的成果は，がん免疫療法における細胞療法の可能性を大きく進展させた．その後，細胞工学の進歩で自己 T 細胞にがん抗原特異的 T 細胞受容体（TCR）の $\alpha\beta$ 鎖を遺伝子導入によって改変し，その特異的 TCR を発現させた T 細胞の大量培養を可能にした 図 3-8．つまり人工的にがん抗原特異的な T 細胞集団を作製したことになる．

2000 年代に入り，TIL 療法の経験を基にメラノーマの分化抗原 MART-1 や gp100 を標的にした TCR-T 細胞療法の臨床試験が開始され，一部に完全寛解を含む奏効例がみられた

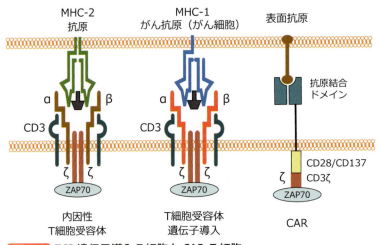

図 3-8 TCR 遺伝子導入 T 細胞と CAR-T 細胞
〔Nat Rev Cancer. 2016; 16: 566(modified)〕

がメラノサイトを発現する網膜，皮膚，内耳などに有害事象が出現した．同様に CEA を標的にした TCR-T 細胞療法では重篤な大腸炎，MAGE-A3 では脳障害や致死的な心源性ショックなど off-tumor on-target の重篤な有害事象が発生している．その理由は，HLA-A1-拘束性 MAGE-A3-specific TCR-T 細胞が心筋タンパクの**タイチン**(titin)由来のペプチド抗原に交差反応した可能性が指摘されている．このように極端に抗原特異性を追求するあまり，予想外に正常細胞の共通抗原に対し強い細胞傷害が誘導され，重篤な有害事象につながる危険性をはらんでいる．

　これまでの TCR-T 細胞療法の臨床試験から，時に劇的な腫瘍の縮小などの近接効果とともに長期生存が得られ，長期生存例では TCR-T 細胞が長期にわたって血中に維持されていることがわかっている．2015 年，がん精巣抗原の NY-ESO-1 または LAGE-1 を発現する進行期多発性骨髄腫の患者 20 名（HLA-A*0201）に対し，HLA-A*0201 拘束性-NY-ESO-1/LAGE-1-specific TCR-T 細胞での治療によって，完全寛解 14 名と部分寛解 2 名の驚異的な臨床効果を示した．一方，特異的 TCRαβ 鎖遺伝子の強制導入，大量のリンパ球輸注に伴う既存のリンパ球との分子的および機能的な競合，臨床的には移植片対宿主病(GVHD)や予想外の有害事象の発現など，今後の TCR-T 細胞療法の発展には解決すべき多くの課題がある．

c CAR-T 細胞療法

　これまでの細胞療法は，T 細胞のがん抗原認識に MHC クラスI拘束性が制限となっていた．しかし CAR-T 細胞療法では，がん抗原認識は MHC クラスI を介さずに強制発現させた一本鎖抗体(scFv)が直接認識し，さらにその抗体と T 細胞活性化分子とを直結させるため高い効率でがん細胞傷害を誘導する 図 3-8 ．つまり CAR-T 細胞療法の特徴は，MHC 非依存性の抗原認識，強い抗原特異的な結合力，強い T 細胞の活性化，さらには糖鎖抗原なども標的することが可能な点である．現在，CAR-T 細胞にも改良が進められ，第 1 世代か

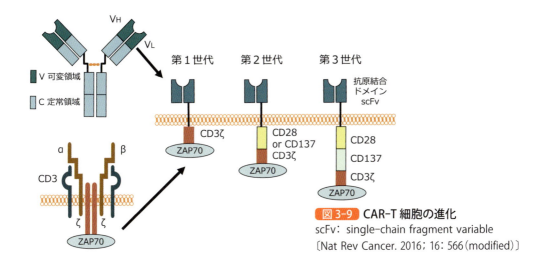

図 3-9 CAR-T 細胞の進化
scFv: single-chain fragment variable
〔Nat Rev Cancer. 2016; 16: 566（modified）〕

ら第 3 世代まで進化している 図3-9．

　2010 年，世界初の CAR-T 細胞療法の症例が報告され，進行期の濾胞性リンパ腫に対し抗 CD19 抗体を発現させた CD19 標的-CAR-T 細胞が投与され，劇的な効果がみられた．その後，主に B 細胞系の血液悪性腫瘍に対し，CD19 や CD20 を標的とした CAR-T 細胞療法の臨床試験が行われ，劇的な効果を示した．とくに **CD19 標的-CAR-T 細胞**は，再発および治療抵抗性の B 細胞急性リンパ性白血病（B-ALL）に対して 80％以上，治療抵抗性 B 細胞リンパ腫では 50〜80％の奏効率を示している．一方，劇的な効果とは裏腹に，正常 B 細胞傷害に伴う抗体産生障害，重篤な CRS などの致死的な有害事象がみられ，大きな問題となっている．最近，重篤な CRS に対して**抗 IL-6R 抗体（tocilizumab）**の有用性が示されている．これまで，血液疾患では CD22（B 細胞），CD30（リンパ腫），CD33（AML），CD123（骨髄系），CD138（骨髄腫），ROR1（CLL）を標的抗原として多発性骨髄腫や白血病，固形がんでは小児神経芽腫，グリオーマ，膵がん，前立腺がん，胸膜中皮腫などで多数の臨床試験が行われているが，悪性腫瘍の約 90％を占める固形がんでの効果は極めて厳しい．

　CAR-T 細胞療法を含めた細胞療法には，がん特異的な抗原の選択，がん局所への誘導性，抑制因子の解除，有害事象の予防と対策への課題を克服することが重要である．また細胞療法を一般に普及させるには，いつでもどこでも使用できる「**off-the-self**」**製剤**が必要になる．

4 Abscopal 効果と免疫放射線療法

　がんの放射線療法では，稀に照射野外の離れた病変が縮小ないし消失する現象がみられ，1953 年に **abscopal 効果（遠達効果）**として提唱された．「abscopal」の語源は，ラテン語で「ab」の遠く（away from），古代ギリシャ語「skopos」の標的（target）に由来する．この現象は，しばしば免疫療法に感受性の高いメラノーマや腎細胞がんでみられ，放射線照射による局所ないし全身的な抗腫瘍活性の誘導が推測されている．事実，放射線は樹状細胞を活性化する

Part III ● 免疫腫瘍学

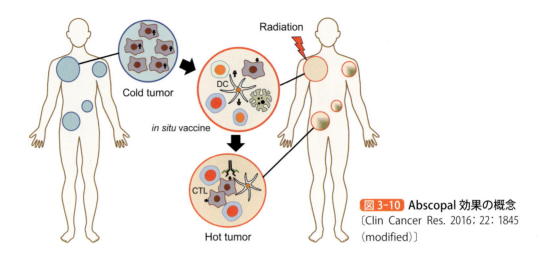

図 3-10 Abscopal 効果の概念
〔Clin Cancer Res. 2016; 22: 1845（modified）〕

ことが示唆されており，マウスでの前臨床試験や臨床研究では，放射線照射によって血中の IL-12，IFN-γ，IL-2 が上昇し，腫瘍特異的な CD8⁺T 細胞の誘導と腫瘍への集積が検出されている．その理由として，照射部の腫瘍崩壊によって細胞破片と多数のがん抗原が放出され，マクロファージや樹状細胞によって捕捉され抗原提示を介して T 細胞が活性化し，サイトカイン産生と CTL が誘導される 図 3-10 ．一方，このような放射線照射による免疫活性化にもかかわらず，abscopal 効果が稀である理由として，TME での免疫抑制因子である TGF-β や IL-10，Treg，MDSC さらには免疫チェックポイント分子の関与が示唆されている．前臨床試験では，放射線照射と抗 PD-1 抗体の併用で著明な abscopal 効果の誘導が観察されている．そこで放射線療法と抗 CTLA-4 抗体の併用で一部のがん種で効果がみられ，現在，放射線療法と抗 CTLA-4 抗体や抗 PD-1 抗体薬との併用試験が展開されている．これまで述べた免疫療法と放射線療法は，**免疫放射線療法**（immunoradiotherapy）として位置づけられ，複合免疫療法として発展していくと考えられる．

5 がんの抗体療法

抗体療法（antibody therapy）の中心となる**抗体医薬**は小分子標的薬と並んで，抗原特異的に結合するため，分子標的薬として位置づけられる．抗体医薬はその標的，基本構造，作用機序がそれぞれ異なり，IgG 抗体のマウスとヒトの構造的な割合で分類と命名がなされている 図 3-11 ．抗体薬の作用機序は，本来の抗体の機能である中和または不活化作用，抗体の Fc 領域を介した**抗体依存性細胞傷害活性**（ADCC），**補体依存性細胞傷害活性**（CDC），**抗体依存性細胞貪食作用**（ADCP，antibody-dependent cellular phagocytosis）によって，がん細胞の破壊やシグナル伝達阻害を介し細胞破壊を起こす 図 3-12 ．ADCC の主役は NK 細胞であり，NK 細胞の FcγRIIIA への結合力は IgG1＞IgG3＞IgG2 の順に高く，IgG4 にはほとんど結合力はないので，多くは IgG1 抗体が頻用されている．一方，日本で開発された抗 CCR4 抗体薬 mogamulizumab のポテリジェント技術のように，ADCC 活性を高め

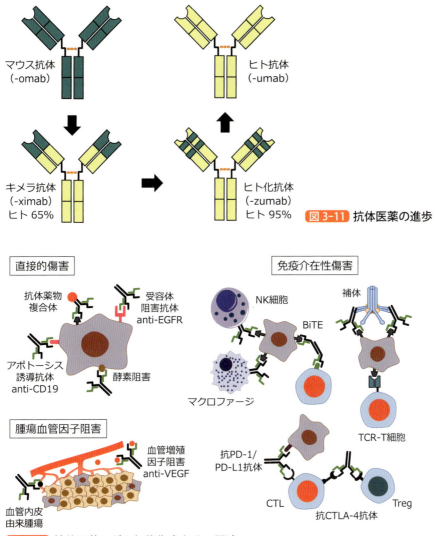

図3-11 抗体医薬の進歩

図3-12 抗体医薬のがん細胞傷害とその関連
〔Nat Rev Cancer. 2012; 12: 278(modified)〕

るため抗体の修飾も開発されている．さらに，2つの分子を同時に認識する二重特異性T細胞誘導抗体薬の BiTE(bispecific T cell engager)の開発が活発で，CD19-CD3(米国承認)，EpCAM(Epitherial cell adhesion molecule)-CD3(欧州承認)，CEA-CD3，PSMA(prostate-specific membrane antigen)-CD3 など，がん標的分子とT細胞を直接橋渡しする機能をもっている 図3-12 ．また免疫チェックポイント阻害薬でも，LAG-3-PD-L1 bispecific antibody など興味深い抗体薬の開発も進行している．

最近，急速に開発が進んでいるのが，抗体と抗がん薬や放射性物質を結合した**抗体薬物複合体(ADC, antibody drug conjugate)** で，抗体を薬物運搬体として活用している(drug delivery system)．いわゆる100年以上前，Paul Ehrlich が提唱した magic bullet(**魔法の弾丸，特効薬**)，つまり正常細胞を害さずに薬を確実に標的に届ける技術である．抗がん薬で

は微小管阻害薬や核酸合成阻害薬などが使用され，静脈内投与に比べ100〜1,000倍の抗がん薬をがん細胞に暴露することができる．すでにMMAE-CD30（brentuximab vedotin）とDM1-HER2（ado-trastuzumab emtansine）が，米国FDAで承認されている．放射性同位元素では^{30}Y，^{131}I，^{177}Luが使用されている．

　抗体医薬の標的として，がん細胞（分化抗原，増殖分子，免疫分子など）またはがん細胞以外の増殖環境分子や免疫細胞などがある 図3-12 ．前者には血液腫瘍を中心にB細胞系腫瘍の分化抗原（CD19, CD20, CD38）とそれ以外のCD30, CD33, CD52, CD194（CCR4），CD319（SLAMF7），固形がんでは膜型チロシンキナーゼ受容体のEGFR（HER1），HER2，HER3，後者には血管内皮増殖因子のVEGFおよびVEGFRが承認されている．さらに後で述べる腫瘍微小環境の免疫細胞を標的にした，免疫チェックポイント阻害薬としてのアンタゴニスト抗体やアゴニスト抗体の開発が活発化している．

免疫チェックポイント阻害薬の基礎と臨床

4

がん治療は確実に着々と進歩しているが，その中でも予後の悪いメラノーマや肺がんなどの固形がんの薬物療法では新規治療法が待たれていた．その状況で登場したのが，**免疫チェックポイント療法**（immune checkpoint therapy）である．これまで述べてきた免疫療法が**免疫賦活型**であったのに対し，免疫チェックポイント療法は**免疫抑制解除型**，つまり恒常的ながんの免疫監視機構を利用してがん細胞を破壊する画期的な逆転の発想に基づいている．

免疫チェックポイント療法の開発の背景には，免疫寛容（免疫耐性，免疫抑制）の分子機構が解明され，その中心である免疫チェックポイント分子の発見と，その阻害抗体による前臨床実験でのがん治療の成功にある．ここ数年，免疫療法に最も感受性の高いメラノーマでの臨床的成果に先導され，免疫チェックポイント療法は肺がんを含む多くの固形がんへ拡大し，限定的ではあるが科学的に効果を示し，活発かつ急速に競争的な開発が進んでいる．この項では，改めて基礎免疫学から免疫寛容と免疫チェックポイントを概説し，免疫チェックポイント療法の考え方について解説する．

1 免疫寛容と免疫チェックポイント

免疫寛容（immunologic tolerance）とは，抗原に対して免疫系が**不応答**（anergy）になる現象であり，**免疫チェックポイント**（immune checkpoint）とは，その不応答を誘導する機構および分子である．したがって本来，免疫チェックポイントによる免疫寛容は，自己抗原に対し不応答を誘導して自己を守るために存在している．

免疫応答の主役である T 細胞は，抗原提示細胞から提示された自己の目印 MHC と，これに乗った非自己の約 10〜20 個の抗原ペプチドを認識して活性化し，非自己を排除し記憶する 図3-13A ． T 細胞の活性化には，抗原提示で MHC＋抗原ペプチド＋T 細胞受容体（TCR）からの刺激（**シグナル 1**），もう一つは共刺激分子の B7（CD80/CD86）＋CD28 からの刺激（**シグナル 2**） 図3-13A ，さらに増殖にはサイトカイン（**シグナル 3**）が必須である 図1-27 ．したがって，いずれかの分子または刺激が欠けると，T 細胞は活性化し増殖しない 図3-13B ．

本来，T 細胞は胸腺内で自己抗原に強く反応するとアポトーシスによって死滅する（中枢性寛容）．しかし T 細胞は胸腺内で分化する過程に自己抗原を認識しているため，胸腺外での過剰な**自己反応性 T 細胞**（autoreactive T cell）の存在は不都合であり，T 細胞の不応答を誘導する機構が必須である（**末梢性寛容**） 図3-13C ．つまり T 細胞は自己抗原に対して免疫寛容であることが求められる（self-tolerance）．もし T 細胞が自己抗原に長時間または反復して刺激されると，免疫チェックポイント機構が作動して，CD28 高親和性の免疫チェックポイント分子 CTLA-4 が発現し，B7 に結合して不応答を誘導する 図3-13D ．さらに自

Part III ● 免疫腫瘍学

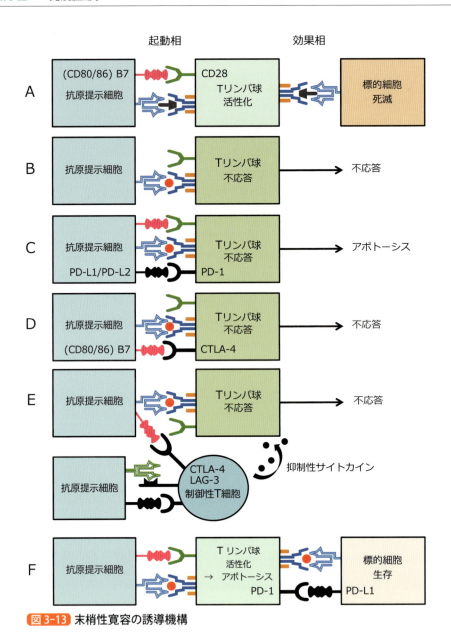

図 3-13 末梢性寛容の誘導機構

己抗原暴露は，自己抗原受容体をもつ制御性 T 細胞（Treg）を活性化させ，免疫チェックポイント分子 CTLA-4 の発現によって CD28 から B7 結合を奪い不応答を誘導する（図 3-13E）．また Treg は，その他の免疫チェックポイント分子や抑制性サイトカインによって，自己応答を抑制している．一旦活性化した自己反応性 T 細胞は，免疫チェックポイント分子の PD-1 を発現して，正常細胞が発現する PD-L1 と結合してアポトーシスに陥る（図 3-13F）．

このように免疫チェックポイント分子は動的に発現し，抗原提示細胞から T 細胞への**起動相（priming phase）**（図 3-13C-E），活性化 T 細胞が標的細胞を傷害する**効果相（effector** phase）図3-13F の両相において，過剰に活性化したT細胞を抑制し免疫恒常性の維持と自己寛容に重要な役割を担っている．したがって，免疫チェックポイント療法による免疫チェックポイントの機能阻害は，免疫系による自己抗原すなわち正常組織の破壊を医原性に誘導し，各臓器で自己免疫疾患に類似した症候をきたす．

2 免疫応答の共刺激分子と共抑制分子

T細胞の効率的な活性化にはシグナル2を担う**共刺激分子**（co-stimulatory molecule）が必須であると同時に，炎症の終息や自己反応性T細胞の過剰な活性化を抑制する**共抑制分子**（co-inhibitory molecule）の受容体の存在が求められる 図3-14 ．さらに正常細胞には，過剰なT細胞の活性化による攻撃を防御するため，共抑制分子のリガンド発現が必要となる 図3-14 ．したがって定常状態において，免疫恒常性の維持のため起動相と効果相の両相に，免疫チェックポイント機構すなわち共抑制分子が必須となる．

共刺激分子と共抑制分子は，それぞれリガンドと受容体の違いからB7-CD28 superfamily（☞ memo 3），構造的にホモロジーをもつTNF receptor superfamily（TNFR-SF）（☞ memo 4），その他に属している．多くの共刺激分子と共抑制分子が同定されているが，その全ての発現と機能の詳細はわかっていないが，恐らく後に述べる階層性と協調性を保ちながら機能していると推測される．このことは，各々の抗体による実験的な機能阻害や臨床効果と有害事象からもうかがえる．

一方，臨床的に共刺激分子（CD27, CD28, ICOS, 4-1BB/CD137, OX40/CD134）は，

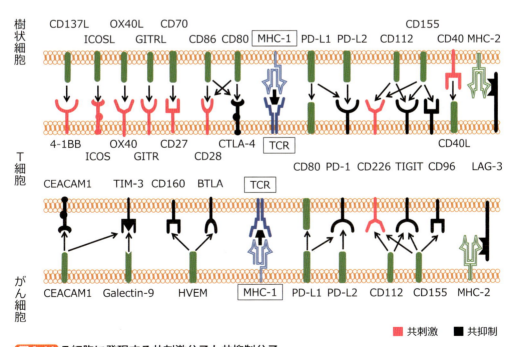

図3-14 T細胞に発現する共刺激分子と共抑制分子

CAR-T 細胞のシグナルドメインに導入され，また免疫チェックポイント阻害薬と共にアゴニスト抗体として臨床試験で併用されている．あとで述べる PD-1/PD-L1 や CTLA-4 以外の共抑制分子も，新しい免疫チェックポイント阻害療法の標的分子として単剤ないし併用の臨床試験が進行中である．翻ってリウマチでは免疫抑制の観点から，CTLA-4 の**アゴニスト抗体(abatacept)**が承認され，すでに実地医療に導入されている．つまり疾患によっては，免疫チェックポイント分子は阻害と刺激の両方の立場で使い分けることが可能である．

> **memo 3　B7-CD28 スーパーファミリー**
>
> T 細胞には，TCR を介した刺激を制御する共刺激および共抑制受容体が存在し，最初に同定された刺激受容体が CD28 で抑制受容体が CTLA-4(cytotoxic T lymphocyte-associated antigen-4)/CD152 である．いずれの受容体もリガンドの CD80(B7-1) と CD86(B7-2) を共有しているが，その親和性は CTLA-4 が高い．これら T 細胞制御の経路には 2 つの主なファミリーがあり，一つは B7-CD28 経路を含む免疫グロブリンスーパーファミリー，もう一つは TNF-TNF 受容体スーパーファミリー(後述)である．CD28 ファミリーは構造タンパク質に相同性があり，それぞれが特異的なリガンドと結合する．CD28 ファミリーには共抑制的に作用するリガンド/受容体には PD-L1/PD-L2/PD-1，B7-1/2/CTLA-4，CD155/TIGIT，共刺激に B7-1/2/CD28，ICOSL/ICOS(CD278) が知られている．

> **memo 4　TNF 受容体スーパーファミリー(TNFR-SF)**
>
> TNF(tumor necrosis factor, 腫瘍壊死因子) は，1975 年に腫瘍の壊死を誘導する生体由来の因子として発見されたが，いまは広く炎症を惹起し生体防御に関わるサイトカインとして知られている．現在，ヒトでは 19 種類の TNF-SF(TNF superfamily) と 29 種類の TNFR-SF 遺伝子が同定されている．TNF は主に活性化マクロファージ，その他に T 細胞や NK 細胞からも産生され，リンパ球が産生するリンフォトキシン(LT, lymphotoxin)も構造と機能が TNF に類似しているため，前者を TNF-α と後者を TNF-β(LT) と称し，一般に TNF とは TNF-α をさしている．TNF は特徴的なホモロジー構造をもった 3 量体を形成して，それぞれに特異的な TNFR-SF と結合して作用する．主に TNF-SF は T 細胞に対し共刺激因子として作用し，臨床的に重要なリガンド/受容体には TNF-α/TNFR2(TNF-SF2/TNFR-SF1B)，OX40L/OX40=CD134(TNF-SF4/TNFR-SF4)，4-1BBL/4-1BB=CD137(TNF-SF9/TNFR-SF9)，CD70/CD27(TNF-SF7/TNFR-SF7)，GITRL/GITR(TNF-SF18/TNFR-SF18)，CD30L/CD30(TNF-SF8/TNFR-SF8)，LIGHT/HVEM(TNF-SF14/TNFR-SF14) がある．とくに OX40 は Treg に誘導的に発現し，Treg に対しは抑制的に作用するので複合免疫療法で開発が進んでいる．

3 がんにおける免疫チェックポイント分子

免疫チェックポイントは，定常状態では免疫恒常性の維持と自己寛容に重要な役割を果たしているが，担がん時には宿主のがんに対する免疫寛容を誘導し，がんの増殖と進展にとって有利に働いている 図3-2 ．具体的に免疫チェックポイント分子は，起動相でのがん抗原の認識と T 細胞活性化，効果相では T 細胞を疲弊させてがん細胞破壊の大きな障壁となっている 図3-13C-F ．ここでは主に実地医療に関わる代表的な免疫チェックポイント分子について概説する．

a CTLA-4

CTLA-4（cytotoxic T lymphocyte antigen-4/CD152）は CD28 ファミリーから分離され，T 細胞を抑制する免疫チェックポイント分子として機能する．CTLA-4 は活性化 T 細胞には一過性に，Treg には常に発現しているが，その他に NK 細胞，B 細胞，樹状細胞，単球，顆粒球，血液幹細胞，胎盤線維芽細胞，下垂体などに発現している．CTLA-4 欠損マウスは系統種にかかわらず，急速なリンパ球浸潤を伴う全身性炎症による多臓器不全をきたし死亡する．これらの自己免疫的な現象は，抗 CTLA-4 抗体による免疫チェックポイント療法の有害事象に少なからず反映している．

過度の刺激を受けた T 細胞に一過性に発現した CTLA-4 は，B7（CD80/CD86）との結合によりシグナル2を，さらに SHP2 および PP2A を細胞内ドメインに集積し CD3ζ を直接抑制してシグナル1を遮断させる．これら2つのシグナル経路の遮断により，CTLA-4 を発現した T 細胞は急速に疲弊状態に陥る 図3-15 ．

CTLA-4 遺伝子は，Treg の転写因子 Foxp3 の標的遺伝子であることから，Treg の活性化にも関与している．腫瘍の免疫微小環境は複合的な免疫抑制状態にあり，CTLA-4 の阻害に

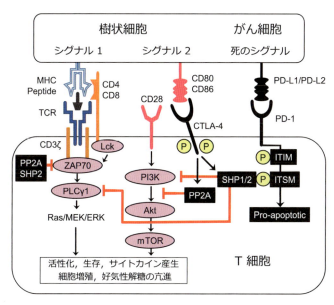

図3-15 T細胞のシグナル伝達

よって刺激相でT細胞を再活性化させ，さらに活性化したTregを抑制して抗腫瘍作用を増強すると考えられる 図3-13E .

b PD-1

PD-1（programmed-cell death-1/CD279）はCD28ファミリーからアポトーシス関連分子として同定され，活性化および疲弊したT細胞やTreg，B細胞，NK細胞，さらに樹状細胞や単球にも発現している．T細胞刺激でPD-1が発現し，抗原提示細胞や標的細胞のPD-L1またはPD-L2によってPD-1の細胞内ドメイン（ITIM，ITSM）がリン酸化されSHP1/2が集積しシグナル1を抑制し，さらに，PI3Kの脱リン酸化などを介してAktの活性化を抑制しシグナル2を遮断する 図3-15 ．したがってPD-1は，過剰に活性化したT細胞つまり炎症を終息させる役割を担っている．

特定のPD-1欠損マウスでは系統ごとにSLE，糸球体腎炎，関節炎，拡張型心筋症などの異なった自己免疫疾患を発症し，PD-1は自己寛容を制御する因子と考えられた．PD-1のリガンドとしてPD-L1（B7-H1/CD274）とPD-L2（B7-DC/CD273）が同定され，PD-L1はリンパ球系以外にも自己寛容の主役として全細胞に幅広く発現するが，**PD-L2は限局的で**活性化した抗原提示細胞やマクロファージに発現している．肺の樹状細胞に発現しているPD-L2は，肺胞マクロファージや上皮細胞のRGMBとの相互作用によって肺の免疫寛容との関与が示唆され，抗PD-1抗体療法の肺臓炎との関係が興味深い．

がんに対するT細胞免疫応答の解析で，PD-1/PD-L1経路を介したT細胞の機能低下が示され，PD-1/PD-L1経路の遮断でT細胞の細胞傷害活性が回復し，腫瘍縮小がみられ，担がんマウスの生存期間が延長した．この結果，腫瘍PD-L1とT細胞PD-1を介して，T細胞機能が抑制されていることが示された．

ヒトではPD-L1は肺がん，肺癌，大腸がん，卵巣がん，悪性黒色腫などで発現し，さらに炎症性サイトカインのIFN-γによって発現が誘導ないし増強する．またTMEでは，がんの増大と共に低酸素状態になり，HIF-1の活性化が誘導され，がん組織のPD-L1が高発現する．つまりがん細胞は，局所に集積したT細胞をPD-1/PD-L1経路を介して，免疫，疲弊状態に陥らせ免疫監視から免れている 図3-13F 図3-15 ．がん組織におけるPD-L1の発現の強弱は，限定的であるが免疫チェックポイント療法の有効性を予測するバイオマーカーとして利用されている．一方，PD-L2も同様に炎症性サイトカインによって発現が増強する．

c LAG-3

LAG-3（lymphocyte activation gene-3）は活性化したT細胞とNK細胞で発見され，構造的にT細胞のCD4分子に類似し，MHCクラスⅡへの結合力はCD4より強い．LAG-3はTregと疲弊したCTLに発現しているが，可溶性LAG-3の二量体は樹状細胞のMHCクラスⅡに結合して活性や成熟を促進する．LAG-3のリガンドは抗原提示細胞のMHCクラスⅡ 図3-13E ，もう一つは肝細胞とがん細胞のLSECtinであるが，がん細胞にもしばしばMHCクラスⅡが発現している（aberrant expression） 図3-14 ．

LAG-3のチェックポイント機能は，起動相ではTregを介して抗原提示を抑制し，効果相

ではがん細胞の LSECtin または MHC クラス II から LAG-3 経路で CTL のシグナル 1 を遮断することによって，癌細胞への免疫寛容を誘導する．しかし LAG-3 単独での T 細胞抑制効果はほとんどなく，腫瘍局所の T 細胞では LAG-3 と PD-1 が共発現して相乗的に抑制していると考えられ，抗 LAG-3 抗体と抗 PD-1 抗体を併用した臨床試験が進行している．

d TIM-3

TIM-3（T cell immunoglobulin and mucin domain 3）は活性化した T 細胞で発見され，さらに Treg や樹状細胞，NK 細胞，単球でも確認された．特筆すべきは，TIM-3 は急性骨髄性白血病の幹細胞にも発現し，その抗体薬の開発が進んでいる．TIM-3 の発見から TIM ファミリーとして，ヒトでは TIM-1 と TIM-4 が同定された．LAG-3 と同様に，腫瘍局所の T 細胞では TIM-3 と PD-1 が共発現し相乗的に作用し，また腫瘍の TIM-3 陽性 Treg は TIM-3 陰性 Treg に比べ強い抑制活性をもっている．TIM-3 のリガンドには galectin-9, ceacam-1, HMGB-1 があり，T 細胞での TIM-3/galectin-9 経路はシグナル 1 を遮断してアポトーシスを誘導する 図3-14 ．筆者らの解析では，肺がん，肺癌細胞内には galectin-9 が豊富に存在し，肺がんは TIM-3/galectin-9 経路で免疫耐性になっていると推測される．さらに TIM-3 は TIM-3/galectin-9 経路を介して，間接的に MDSC の機能を増強させ，TME はさらに免疫寛容になっている．最近，抗 PD-L 抗体療法後の獲得耐性に TIM-3 が関与していることが示唆されている．

e TIGIT

TIGIT（T cell immunoglobulin and ITIM domain）は，CD28 ファミリーに属する比較的新しい免疫チェックポイント分子である．TIGIT は T 細胞，NK 細胞，Treg に発現し，そのリガンドは抗原提示細胞や腫瘍細胞の CD155 と CD112 であるが，両者に対し CD226 と競合的に結合して刺激と抑制の調節をしている 図3-14 ．TIGIT のリガンドに対する親和性は CD226 より強く，また CD155 が CD112 に比べて強い．TIGIT は LAG-3 と TIM-3 同様に，腫瘍局所で強く発現して PD-1 と相乗的に作用する．実際，前臨床試験では抗 TIGIT 抗体と抗 PD-1 抗体との併用で腫瘍拒絶を示している．現在，CD155 は新しい分子標的として注目され，抗体薬の開発が進んでいる．

4 免疫チェックポイント分子の動態と階層性

免疫細胞の免疫チェックポイント分子は，定常状態には強いまたは反復する自己抗原の刺激によって数時間内に発現し，免疫細胞を疲弊させ自己寛容を誘導している．また持続的なウイルス感染など慢性炎症では，過剰に活性化した T 細胞つまり炎症を終息させる役割も担っている．同様に慢性炎症である担がん時には，免疫チェックポイント分子はがんに対する免疫寛容を誘導している．その寛容の誘導には，刺激の強度や持続時間，免疫チェックポイント分子の分布と時間的かつ階層的発現，寛容の速度と細胞および臓器特異性の存在が，前臨床および臨床試験から推察される 表3-3 ．つまり CTLA-4 は起動相において，急速かつ非特異的な全身的寛容を誘導し，起動相をすり抜けると効果相で PD-1 が，次に LAG-3,

表 3-3 免疫チェックポイント阻害薬の抑制効果

阻害薬/標的細胞	Anti-TIM3	Anti-TIGIT	Anti-LAG3	Anti-PD-1
MDSC	+	−	−	−
Th1/Th17	−	+	−	−
DC	+	+	−	−
pTreg	+	+	+	−
CD8$^+$T/NK cells	+	+	+	+++

〔Immunity. 2016; 44: 989(modified)〕

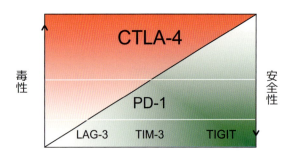

図 3-16
免疫チェックポイント分子の階層性と阻害薬の安全性
〔Immunity. 2016; 44: 989(modified)〕

TIM-3, TIGIT が緩徐に臓器特異的に段階的な寛容を誘導する 図3-16 . この現象は, 免疫チェックポイント療法での自己免疫的な有害事象の出現と程度に反映している 図3-16 . このような免疫チェックポイント分子群の機能的な階層性は, 生体の恒常性維持の基本的な機構である.

　一方, がん細胞の PD-L1 の発現は IFN-γ, HIF-1, STAT3 などによって数日で誘導される動的なものと(dynamic expression), 細胞のがん化に伴う EGFR, MAPK, PI3K-Akt 経路の活性化による恒常的なものがある(oncogenic expression). 特殊な例として, Hodgkin リンパ腫の Reed-Sternberg 細胞では, PD-L1/PD-L2 をコードする染色体 9p24.1 の遺伝子が増幅し, 恒常的に PD-L1/PD-L2 が高発現して抗 PD-1 抗体療法の奏効率は 87％にも達する. 最近, 頻度は高くないが, *PD-L1* 遺伝子の 3′ 非翻訳領域(3′-UTR)の欠損を含む構造異常による PD-L1 の高発現が報告された. 今後, 臨床的に重要となる腫瘍での PD-L1 発現の程度は, 解析する検体の種類(生検体か固定検体), 染色抗体の種類, 方法, 技量によって様々で, その評価には注意を要する.

5 免疫チェックポイント療法の考え方

　免疫チェックポイント療法の基本理念は, 免疫系のがんに対する免疫寛容ないし免疫疲弊を解除して, 腫瘍の免疫微小環境を変化させ(immunomodulation), 免疫細胞にがん細胞を破壊させることである. つまりがん免疫監視機構の再構築であり, 前提には担がんでの恒常的な免疫監視の存在が必須であるが, 現実的にその存在を臨床的に確認するのは, ごく一

表3-4 免疫チェックポイント阻害療法(単剤)の利点と欠点

利 点	欠 点
・抗がんスペクトラムが広い ・がんの不均一性に対応する ・他薬剤と交叉耐性がない ・予後を延長(進行期でも) ・投与中止しても効果が持続 ・有害事象とQOL低下が軽度 ・遺伝子変異が多いと有効 ・喫煙者に有効な傾向がある	・奏効が限定的である ・進行(PD)が多い ・EGFR遺伝子変異例で予後の改善なし ・有害事象が多彩である ・有害事象の発症時期が予測困難 ・ときに内分泌障害が長期に持続し補充療法が必要 ・高価である ・バイオマーカーがない

表3-5 抗PD-1/PD-L1抗体薬(単剤)の奏効因子と奏効率

奏効因子	がん種	奏効率%
・免疫原性の強いがん特異的な抗原とMHC-1の発現	・悪性黒色腫	20〜40
	・非小細胞肺がん	〜20
・腫瘍内への強いリンパ球の浸潤,とくにCD8$^+$T細胞(Hot tumor)	・腎細胞がん	15〜30
	・膀胱がん	〜25
	・胃がん	〜20
・がん細胞のPD-L1分子の高発現,さらにCD8$^+$T細胞のPD-1分子の発現	・食道がん	〜20
	・肝臓がん	〜20
	・頭頸部がん	〜20
・非奏効因子として,*EGFR*遺伝子変異例で予後の改善なし	・Hodgkinリンパ腫	〜80
	・乳がん	〜20
	・卵巣がん	〜10

部を除いて極めて困難である.筆者らは世界で初めて,がん精巣抗原 **XAGE1** を指標として,非小細胞肺がん患者で恒常的な免疫監視の存在を明らかにしている.

　免疫チェックポイント療法の利点は 表3-4 ,広い抗がんスペクトラム,がん抗原の多様性認識(がんの不均一性に対応),他の薬物療法との非交叉耐性,単剤では有害事象が軽度,長期生存が期待できる点にある.一方,欠点は,がん種によって奏効率が低い,一般の抗がん薬に比べ進行率が高い,*EGFR*遺伝子変異例で予後の改善がない,内分泌障害では生涯にわたり補充療法が必要,有害事象が多彩で予測が困難,高価である 表3-4 .

　免疫チェックポイント療法が有効となる腫瘍側の条件は,第1に免疫原性の強いがん抗原,第2に腫瘍免疫微小環境でのリンパ球浸潤を伴う腫瘍炎症(inflamed/hot tumor),第3に免疫チェックポイント分子の恒常的ないし動的な発現が必須である.本療法は,これらの条件を満たしたがんに対し高い奏効率を示すことが,臨床試験の詳細な解析で確認されている 表3-5 .実際,驚愕することは,非小細胞肺癌の免疫微小環境の解析から抗PD-1抗体療法の奏効率20%が予測できた,つまり約20%の肺がん組織でリンパ球浸潤とがん細胞

のPD-L1発現が観察されている（hot tumor）（☞ p.82, 図2-17 ）．一方，非小細胞肺がんの約60％では腫瘍組織内にリンパ球の浸潤がみられず（cold tumor），約30％はリンパ球の浸潤があってもPD-L1の発現がなく，免疫チェックポイント療法は無効と考えられる．このように腫瘍免疫微小環境の解析は，限定的ではあるが奏効例の抽出に有用である．実際，抗PD-1抗体（pembrolizumab）治療に奏効するメラノーマ患者の経時的な腫瘍組織の解析では，腫瘍が浸潤する先端部にはCD8$^+$細胞浸潤，PD-1（リンパ球）とPD-L1（腫瘍）の高発現がみられている．

　これまで先行するメラノーマの臨床試験から，免疫チェックポイント療法は起動相と効果相での免疫抑制解除がより効果的であると推測されていたが，非小細胞肺がんでもそのことが再確認された．具体的には，抗PD-1抗体単独治療に比べ抗CTLA-4抗体＋抗PD-1抗体の併用療法は，奏効率が有意に優れており，転移性腎細胞がんでも同様の結果であった（後述する複合がん免疫療法を参照）．その理由として，メラノーマの抗CTLA-4抗体単剤療法では末梢血と腫瘍内にはCD8$^+$T細胞とICOS$^+$CD4$^+$T細胞が増加していたことから，併用療法では抗CTLA-4抗体によってT細胞が腫瘍内へ誘導され（抗CTLA-4抗体によるTreg抑制を介した），さらに腫瘍のPD-L1発現が亢進し，抗PD-1抗体療法が奏効したと考えられる．つまり抗PD-1抗体療法の成功の鍵は，cold tumorからhot tumorへの誘導である．しかし興味深いことに，まず**抗PD-1抗体，次に抗CTLA-4抗体を投与する順が奏効率と全生存期間が有意に優れていた**．

　今後，より効率的な免疫チェックポイント療法の開発にあたっては，第1にcold tumorからhot tumorへの誘導法の確立，第2に腫瘍免疫微小環境の解析による有効例のバイオマーカー（positive biomaker）と無効および進行例のバイオマーカー（negative biomaker）の探索が求められる．

免疫療法の効果と有害事象 5

　がん免疫療法は，細胞療法は別として，従来の抗がん薬と比較し奏効率は低いが，時に全生存期間の延長をきたすことがわかっていた（delayed clinical effect/response）．最近，免疫療法は免疫チェックポイント療法の登場によって固形がんにおいても，しばしば奏効率の向上とともに無増悪期間（PFS）と全生存期間（OS）の延長が観察され，他の抗がん薬との比較試験が可能となった．その結果，多くのがん種で続々と臨床試験が行われ，免疫療法の有用性が確認され承認に至っている 表3-5 ．免疫療法の効果には特徴があり，これまで経験しなかった**免疫関連奏効パターン**（immune-related response pattern）がみられ，従来の効果判定規準であるWHOやRECISTガイドラインを適用できない状況が生じた．また殺細胞性抗がん薬との比較試験では，しばしば進行例が多くみられるのも事実で，最近の論文では進行率（PD）の記載がないので注意を要する 表3-6 ．

　一方，これまでの薬物療法と違って，免疫療法は全身の免疫恒常性を乱すため，急激かつ過剰なサイトカイン産生や全臓器にリンパ球浸潤を伴った炎症による自己免疫的な有害事象がみられる．一般に免疫チェックポイント療法を含めた抗体療法では，他の抗がん薬と違い効果や有害事象には用量依存性がみられないので，今後は経済的な面も考慮し，長期的予後やバイオマーカーをみながら投与量や投与間隔の調整，さらには中止時期の検討が必要となる．

1 免疫療法の効果

　がん免疫療法の特徴は，奏効がみられなくても，症例によっては予後が延長するのが特徴

表3-6 非小細胞肺がん：
　　　臨床試験の奏効率と進行率（ニボルマブ，ペンブロリズマブ，アテゾリズマブ）

試験	CheckMate-017		CheckMate-057		JapicCTI-132073	KEYNOTE-010			OAK	
組織	扁平上皮がん (135 vs 137)		非扁平上皮がん (292 vs 290)		非扁平上皮がん (Phase II：76)	非小細胞肺がん PD-L1 positive (～340/group)			非小細胞肺がん (425 vs 425)	
治療	Nivo	DOC	Nivo	DOC	Nivo	Pemb 2 mg	Pemb 10 mg	DOC	Atezol	DOC
CR%	1	0	1	<1	2.6	18	18	9	1	<1
PR%	19	9	18	12	19.7				12	13
SD%	29	34	25	42	25.0	NA	NA	NA	35	42
PD%	**41**	22	**44**	29	**50**	NA	NA	NA	**44**	28

Nivo：nivolumab, DOC：docetaxel, Pemb：pembrolizumab, Atezol：atezolizumab, NA：not available
（NEJM. 2015; 373: 123, NEJM. 2015; 373: 1627, ESMO Open. 2016; 1: e000108, Lancet. 2016; 387: 1540, Lancet. 2017; 389: 255）

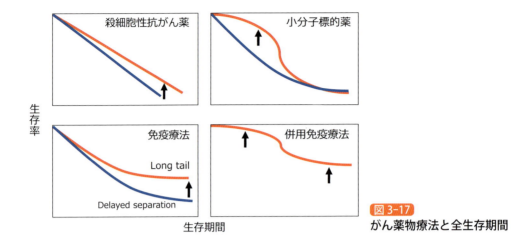

図 3-17 がん薬物療法と全生存期間

であった 図3-17 ．最近の免疫チェックポイント療法や T 細胞療法では，一旦奏効すると長期間にわたって，時に単回投与や投与中止後も効果が持続する現象がみられる（免疫の排除と記憶）．また，時に腫瘍が残存していても，長期生存が得られている（免疫編集の平衡相）．とくに驚異的な事実は，抗 CTLA-4 抗体薬の転移性メラノーマに対する最初の臨床試験では，奏効率 10% だったにもかかわらず，長期観察では 10 年生存率が 20% であった．さらに抗 CTLA-4 抗体薬で治療した約 5,000 例の転移性メラノーマの集積解析では，30 カ月を超えると生存曲線はプラトーに達し，10 年生存率は 22% に達していた．これらの臨床的事実から，免疫療法のめざす方向性と戦略つまり免疫編集の逃避相から平衡相へ，さらには平衡相から排除相への**再構築**（reprograming）がみえてくる．

一方，殺細胞性抗がん薬や分子標的薬は直接がん細胞を標的にし，奏効率は高いが，薬物動態から継続的な投与が必要で，一定期間の投与後に多くは耐性を獲得して進行する 図3-17 ．例えば，非小細胞肺がんの分子標的薬の EGF 受容体チロシンキナーゼ阻害薬に至っては，奏効率は約 80% に達するが，継続的内服にもかかわらず約 1 年の経過で多くは耐性を獲得し，ほぼ全生存期間の延長は得られない．

a 免疫関連奏効パターン

免疫チェックポイント療法がすでに実地医療へ導入され，免疫反応の特徴である抗原の排除と記憶によって，これまで経験したことのない**免疫関連奏効パターン**（immune-related response pattern）がみられている．免疫チェックポイント療法（抗 CTLA-4 抗体，抗 PD-1/PD-L1 抗体）の奏効までの期間（中央値）は，がん種によって異なるがメラノーマで約 12 週，非小細胞肺がんで約 8 週，腎細胞がんで約 14 週，膀胱がんで約 6 週，Hodgkin リンパ腫で約 8 週，胃がんで約 8 週，大腸がん（MMR 欠損）で約 12 週である 図3-18 ．またいずれの免疫チェックポイント阻害薬の比較臨床試験においても，対照群を含めて，各群の無増悪期間は約 3 カ月までほぼ同一曲線を辿るが，それ以降に乖離する現象がみられるのも特徴である 図3-19 ．

代表的な免疫関連奏効パターンはメラノーマの 2 つの臨床試験（抗 CTLA-4 抗体薬）から

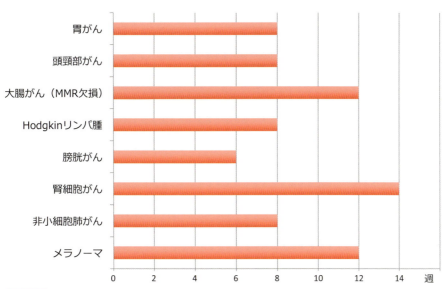

図 3-18 抗 PD-1/PD-L1 抗体薬の奏効までの期間（中央値）

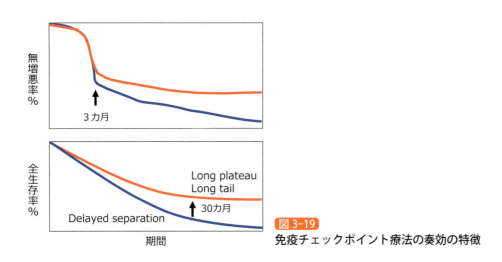

図 3-19 免疫チェックポイント療法の奏効の特徴

図 3-20，①9週までに総腫瘍量がベースラインから50〜100％減少(irPR, irCR)，②9週後に新病変が出現し消失して，総腫瘍量が50〜100％減少(irPR, irCR)，③一旦は総腫瘍量が25％以上増加し4週後に確定(irPD)した後，総腫瘍量がベースラインから irSD 以上の奏効(偽進行, pseudoprogression)，④総腫瘍量が25％以上の増加なく50％未満減少(irSD)，の4型に分類し，**免疫関連奏効判定規準**(irRC, immune-related response criteria)を定義している 表 3-7 ．また標的病変によっては，時に縮小するものと，増大または新規出現するものが混在する**混合効果**(mixed response)がみられている．ここで言う総腫瘍量とは，WHO(World Health Organization)**判定規準**および irRC で定義された全標的病変の2方向測定値の積和である．ここで筆者らが経験したパターン①，パターン③，パターン④の3症例を示す 図 3-21 〜 図 3-23 ．

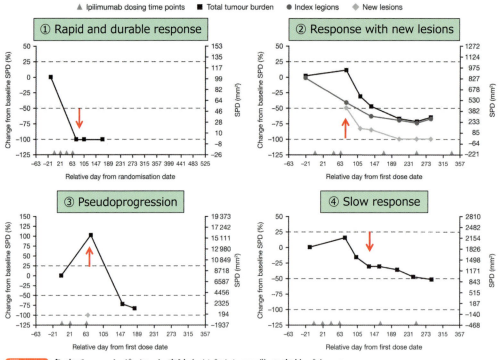

図 3-20 免疫チェックポイント療法（イピリムマブ）の奏効パターン
〔Clin Cancer Res. 2009; 15: 7412（modified）〕

表 3-7 治療効果判定規準の比較

	RECIST v1.1	irRC	WHO
測定方法	1方向（径和）	2方向（積和）	2方向（積和）
腫瘍量の計算	標的病変の長径和	標的病変の2方向の積和	全標的病変2方向の積和
標的病変	長径≧10 mm リンパ節≧15 mm	≧5×5 mm	規定なし
測定可能病変数	各臓器≦2 合計≦5	各臓器≦5 内臓≦10, 皮膚≦5	規定なし
CR	全病変が消失	全病変が消失 irCR	全病変が消失
PR	ベースラインから30%以上減少	50%以上減少 irPR	50%以上減少
SD	PR と PD 以外	irPR と irPD 以外 irSD	PR と PD 以外
PD	最小値から20%以上増加 または新病変	最小値から25%以上増加, 新病変は計算に含める	最小値から25%以上増加 または新病変

Ch.5 免疫療法の効果と有害事象

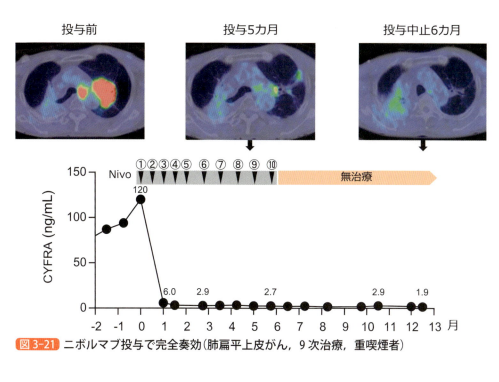

図 3-21 ニボルマブ投与で完全奏効（肺扁平上皮がん，9次治療，重喫煙者）

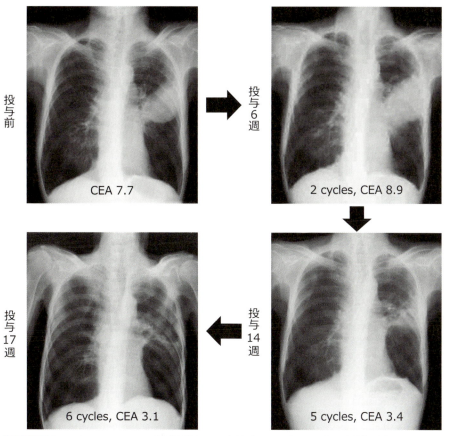

図 3-22 Pseudoprogression（肺腺がん，4次治療のニボルマブ，重喫煙者）

Part Ⅲ ● 免疫腫瘍学

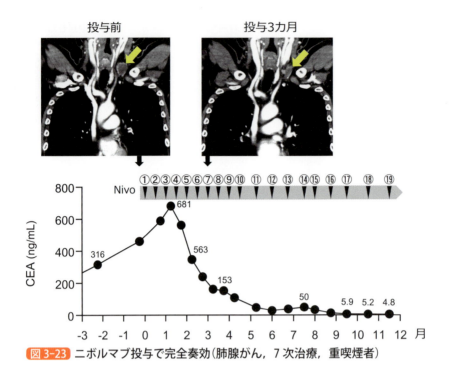

図 3-23 ニボルマブ投与で完全奏効(肺腺がん,7 次治療,重喫煙者)

　免疫チェックポイント療法(抗 CTLA-4 抗体,抗 PD-1/PD-L1 抗体)では,標的病変が投与後に一旦は判定規準で PD,または新病変が出現した後,稀に縮小する偽進行という現象がみられる.しかし未だ偽進行の明確な定義はなく,固形がん効果判定基準の RECIST(response evaluation criteria in solid tumors)判定規準による PD なのか irRC での判定なのかは不明である.偽進行時の病理所見では,腫瘍に誘導された炎症細胞浸潤や腫瘍壊死がみられ,新病変には免疫細胞の浸潤と浮腫,または腫瘍の出現などがみられている.実際には,偽進行で新病変がなくても腫瘍マーカーの上昇を経験することから,偽進行は必ずしも一過性の炎症だけでは説明できない(私見).偽進行の頻度は用いる判定規準(RECIST や irRC)によって異なり,一般に約 5% 以下と考えられている.実際,国際的に頻用されている RECIST に適合しない有効例は,メラノーマで約 10%,腎細胞がんで 1.8%,膀胱がんで 1.5% と報告され,非小細胞肺がんでは約 1% 以下と推測される.最近の臓器横断的な解析では,免疫チェックポイント療法を受けた各種がん患者 356 例について,偽進行の頻度は RECIST 判定で 2%(7 例)と irRC 判定で 6%(21 例),さらに 1 年後生存者の解析では前者は 3.6%(7/193)と後者は 8.8%(17/193)であった.その結果,偽進行を経験した患者は,1 年以上の生存が期待できるとしている.偽進行がみられる病変臓器は,リンパ節(30%),肺病変(30%),腹膜病変(12%),皮下病変(12%),筋肉内および体壁病変(7%),肝病変(4%)の順であった.

　偽進行がみられる時期は,メラノーマ治療の経験から 12 週を境に早発性と遅発性偽進行とする報告があるが,RECIST 判定では中央値 74 日(29-108),irRC 判定で 88 日(29-181)と大きな幅がある.非小細胞肺がんの抗 PD-1/PD-L1 抗体療法での RECIST-PD(535 例)

の統合解析では，PD後に治療を継続した121例中10例(8.3%)に腫瘍縮小がみられ，全体では10/535(1.9%)であった．実地医療において頻度が低い画像的な偽進行と，症候および血液検査での効果判定に悩み，臨床医には効果と有害事象の狭間で治療継続の可否の決断が求められる．実際には，画像的進行があっても，症状が改善に向かえば，免疫チェックポイント療法を継続する傾向があるようだ(私見)．

b 免疫療法の効果判定

免疫チェックポイント阻害薬である抗CTLA-4抗体(ipilimumab)によるメラノーマの治療経験から，上述したようにWHOとRECISTでは奏効として効果判定できない症例があったことから新しい免疫関連効果判定規準irRCを策定している 表3-7 ．その結果，irORR，irDCR，irPFSは長期観察する全生存期間と良い相関がみられ，免疫療法の効果をより正確に捉えたと結論している．とくに免疫チェックポイント療法の特徴とした3点は，奏効した症例の中には，長期間のSDを経て奏効，治療後にPDを経て奏効(偽進行)，途中に新病変がみられた後に標的病変と新病変が共に奏効する例がみられた．基本的にirRCはWHO規準を参考に策定されているが，このメラノーマの検討では9.7%(22/227)がWHO規準ではPDと判定されたが，irRCではirPRまたはirSDと判定されている．最近の報告でも，pembrolizumabで治療した進行性メラノーマ患者においても，約15%がRECIST判定では過小評価されていた．しかし，このような事例が全ての固形がんでしばしば遭遇しないことも念頭におく必要がある．

現在，免疫療法でirRCを活用している臨床試験はなく，さらに改訂が検討され，同様に本邦でもガイダンスを策定中である．いずれにしても，他の治療法と比較できる，世界共通の免疫治療効果判定規準の策定が望まれる．

2 免疫療法の耐性因子と効果予測因子

これまで長年の研究にもかかわらず，がん薬物療法において有用な効果予測と耐性因子は，ごく一部の小分子標的薬や抗体薬以外には存在しない．近年，免疫チェックポイント療法を中心とした免疫療法が，従来の抗がん薬単剤と同様に奏効率と生存期間の延長をもたらす時代になり，これまで論じられてこなかった免疫療法の耐性因子や効果予測因子の解析と実用化が必須となってきた．またがん種によっては，免疫チェックポイント療法で急速に増悪する症例が少なからずみられ 表3-6 ，増悪因子の探索も求められている．ここで筆者らが経験した進行の2例を示す 図3-24 図3-25 ．

抗がん薬および免疫療法の耐性には，本来備わった臓器特異的な**自然耐性**(intrinsic resistance)と，治療によって誘導される**獲得耐性**(adaptive/acquired resistance)に分類されるが，免疫療法の獲得耐性は免疫恒常性を乱すことから**homeostatic resistance**とも称され，探索研究が活発化している．一般に免疫療法に対する耐性つまり免疫監視機構からの逃避には，がん細胞と腫瘍間質細胞の抑制性サイトカインやケモカインの産生，免疫チェックポイント分子やリガンドの発現によって，強力な免疫耐性を誘導している．さらに免疫細

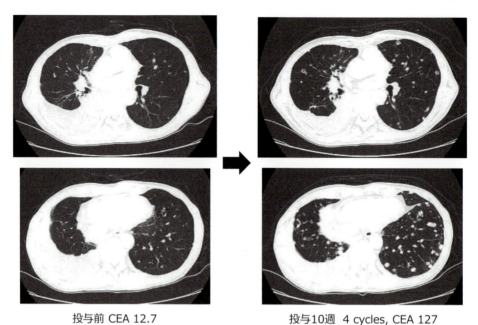

図 3-24 ニボルマブ投与後に急速進行（肺腺がん，5次治療，重喫煙者）

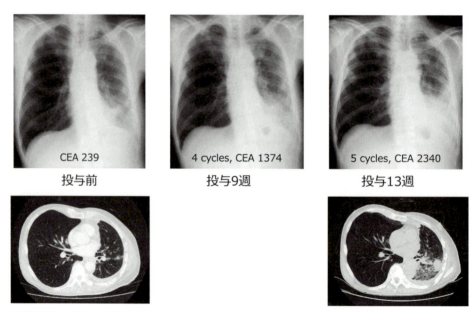

図 3-25 ニボルマブ投与後に急速進行（肺腺がん，3次治療，重喫煙者）

胞と TME の解析から MDSC，M2 マクロファージ，Treg，Breg およびこれら細胞から分泌される抑制性サイトカインやケモカイン，多数の免疫チェックポイント分子が耐性の誘導に大きな役割を果たしている 表3-8 ．

表 3-8　腫瘍免疫の抑制因子とその克服に向けた治療

分類	因子	T細胞への影響	免疫療法
抑制受容体リガンド	免疫チェックポイント	T細胞の免疫疲弊	免疫チェックポイント阻害抗体
液性因子	IL-10, TGF-β, IL-35 IDO, galectin-9, Arg COX2/PG-E2, ROS	単独ないし免疫チェックポイントとの相乗	中和ないし阻害抗体 選択的阻害薬
抑制細胞	Treg, MDSC, Breg M2 macrophage	直接ないし間接的機能阻害	特異的な阻害抗体 免疫チェックポイント阻害抗体
腫瘍由来	exosome	機能阻害 抑制細胞の活性化	分泌ないしシグナル阻害薬
MHC-1 消失	β_2ミクログロブリン不活化	抗原提示の障害	IFN ないし併用免疫療法
代謝	糖枯渇	好気的解糖の低下による機能阻害	ミトコンドリア標的薬 血管新生阻害薬

〔Clin Cancer Res. 2016; 22: 1845（modified）〕

a　がんの PD-L1 発現と TIL

　免疫チェックポイント阻害薬（抗 PD-1/PD-L1 抗体）の早期臨床試験から，その標的である PD-1/PD-L1 の発現と効果または予後との関連が検討されてきた 図3-26．PD-1/PD-L1 の発現は免疫細胞や腫瘍細胞に限らず，恒常的ないし動的に変化する分子であるため，その発現の解釈は極めて難しく，さらに使用する抗体の種類，染色法，発現の定量性，判定規準も異なることも相俟って議論の多い所である 表3-9．最近，国際肺癌学会（IASLC）は 4 種類の抗 PD-L1 抗体の染色性について比較試験を実施し，その結果を公表している．その結果，3 抗体（28-8, 22C3, SP263）の腫瘍細胞陽性率はほぼ一致していたが，SP142 では低い傾向にあった．いずれの抗体においても，腫瘍細胞に比べ免疫細胞の染色性にばらつきが大きく，さらにスコアリングによる判定規準に不一致がみられている．しかし現実，PD-L1 陰性例でも，単剤で奏効がみられ，さらに併用療法では奏効率が高くなり，後述するように抗 CTLA-4 抗体併用によって PD-L1 の発現誘導がみられる 図3-26 図3-27．また腎細胞がん，膀胱がん，胃がんでは，腫瘍 PD-L1 発現は効果と無関係であった．現在まで，主に未治療の非小細胞肺がんでの解析が最も進んでおり，メタ解析の結果では腫瘍細胞の PD-L1 発現と予後には有意な相関はないが，PD-L1 発現と TIL の存在は予後良好因子となる．一方，腫瘍細胞の PD-L1 発現と抗 PD-1/PD-L1 抗体療法に対する効果（奏効率と生存期間）とは正の相関がみられるようだが，絶対的な効果予測因子とは結論されていない 図3-26．しかし米国 FDA は pembrolizumab については，腫瘍細胞の PD-L1 発現陽性（≧50％）を付帯条件にして進行非小細胞肺がんの一次治療薬として承認し，2016 年には日本でも同様に承認された．ここに筆者らが気管支鏡で採取した非小細胞肺がんの腫瘍 PD-

Part III ● 免疫腫瘍学

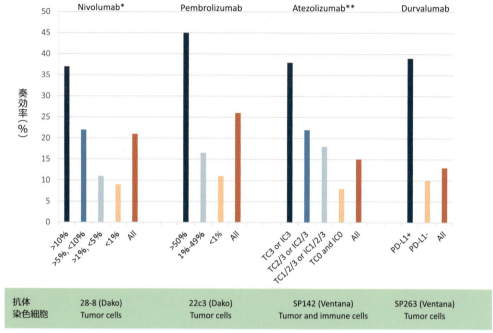

図 3-26 抗 PD-1/PD-L1 抗体単剤での奏効率（既治療，非小細胞肺がん）
〔Cancer Biol Med. 2016; 12: 157（modified）〕

表 3-9 PD-L1 免疫染色の種類と判定法

阻害薬	Nivolumab	Pembrolizumab	Atezolizumab	Durvalumab
抗体	28-8（Dako）	22C3（Dako）	SP142（ventana）	SP263（Ventana）
染色性	がん細胞膜	がん細胞膜	がん細胞膜 TC 浸潤免疫細胞 IC	がん細胞膜
染色機器	autostainer Link 48	autostainer Link 48	BenchMark ULTRA	BenchMark ULTRA
スコア	＞10% 5-10% 1-5% Negative＜1%	＞50% 1-49% Negative＜1%	TC/IC 3 TC/IC 2/3 TC/IC 1/2/3 Negative TC/IC 0	＋ or −
会社	BMS/ONO	Merk/MSD	Genentech	AstraZeneca

〔Cancer Biol Med. 2016; 12: 157（modified）; J Thorac Oncol. 2017; 12: 208（modified）〕

L1 発現と TIL を解析した症例を示すが，PD-L1 高発現かつ TIL が多い 2 例（LC-72, LC-65）では確かに奏効がみられている 図 3-28 ．
　免疫チェックポイント阻害薬（抗 PD-1 抗体）の臨床試験での臨床検体の解析をもとに，がん細胞の PD-L1 発現と TIL を指標としてメラノーマを 4 型に分類し，その耐性と感受性を

Ch.5 免疫療法の効果と有害事象

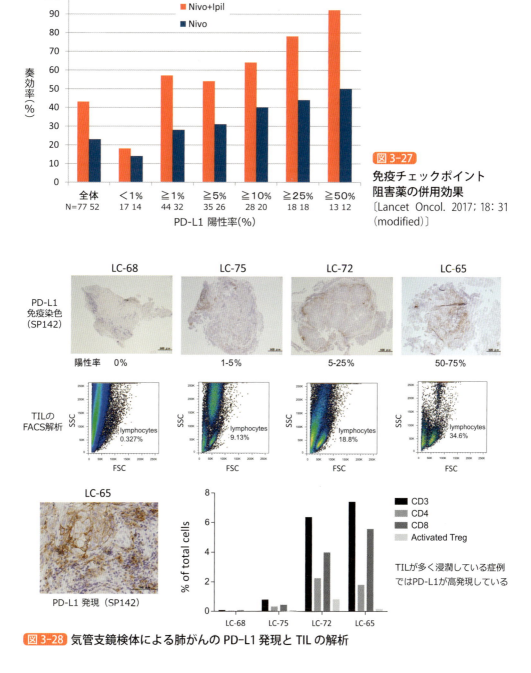

図 3-27 免疫チェックポイント阻害薬の併用効果
〔Lancet Oncol. 2017; 18: 31 (modified)〕

図 3-28 気管支鏡検体による肺がんの PD-L1 発現と TIL の解析

免疫学的に解釈し，治療戦略を考察している 図 3-29．同様に，非小細胞肺がんについても分類すると，驚くことに TIL$^+$PD-L1$^+$腫瘍は 17％みられ，抗 PD-1 抗体治療の奏効率と全く一致している 図 3-29．一方，非小細胞肺がんの約 60％には TIL が存在しないため，その原因解明と TIL 誘導法が求められる．今後，後述するように，他臓器がんにおいても，こ

型	I	II	III	IV
発現	TIL⁺/PD-L1⁺	TIL⁻/PD-L1⁻	TIL⁻/PD-L1⁺	TIL⁺/PD-L1⁻
分類	獲得耐性	免疫学的隔離	自然耐性	多因子耐性
免疫染色	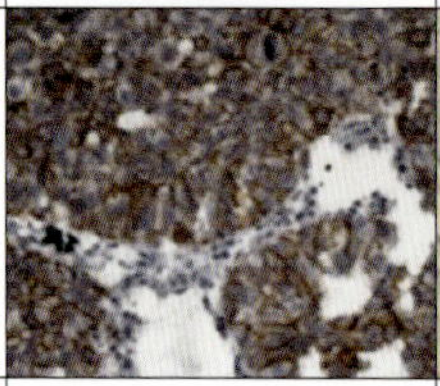	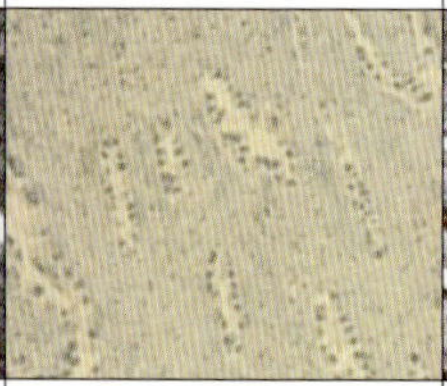	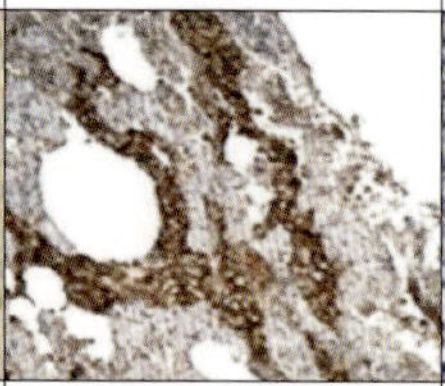	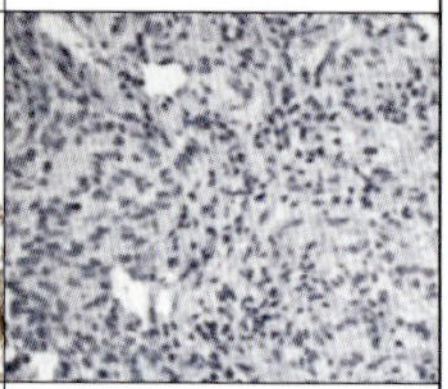
頻度*	38%（17%）	41%（45%）	1%（12%）	20%（26%）
治療と解釈	・Hot tumor ・抗PD-1/PD-L1抗体薬が有効	・Cold tumor ・免疫細胞のTMEへの誘導（併用療法）	・Cold tumor ・Oncogenic PD-L1発現誘導 ・免疫細胞のTMEへの誘導（併用療法）	・TILの免疫抑制 ・他の免疫抑制因子の存在（例：他の免疫チェックポイント分子など） ・併用療法

＊頻度：メラノーマ（非小細胞肺がん）

図 3-29 個別化免疫療法へ向けた腫瘍微小環境の分類
〔Cancer Res. 2015; 75: 2139（modified）〕

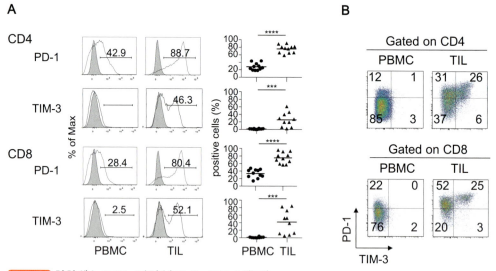

図 3-30 肺腺がんの TIL の解析（PD-1，TIM-3 発現）
PBMC: peripheral mononuclear cells, TIL: tumor infiltrating lymphocytes
〔Cancer Immunol Res. 2016; 4: 1049（modified）〕

の分類と評価項目を追加して治療反応性を前向きに検証する必要がある．

　筆者らの肺腺がんでの TIL の解析では，末梢血に比べ腫瘍微小環境では CD4⁺T 細胞と CD8⁺T 細胞が活性化して PD-1 と TIM-3 の発現が強く **図 3-30**，これらの浸潤と腫瘍の PD-L1 発現は予後良好な因子であった **図 3-31**．

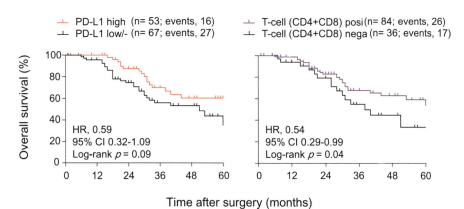

図 3-31 肺腺がんの PD-L1 発現と TIL の解析―予後との関係
〔Cancer Immunol Res. 2016; 4: 1049(modified)〕

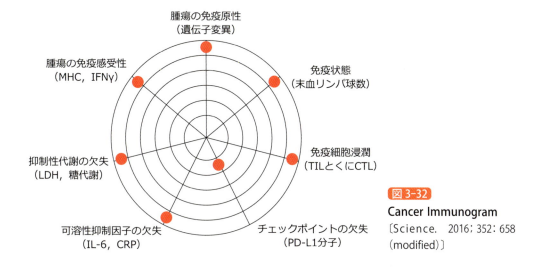

図 3-32 Cancer Immunogram
〔Science. 2016; 352: 658(modified)〕

b がんイムノグラム

　免疫チェックポイント阻害薬の臨床試験から，いくつかの免疫耐性および感受性因子が浮かび上がっている．その中でも臨床医にとって，簡便かつ視覚的にも理解しやすい**がんイムノグラム**(cancer immunogram)の概念が提唱されている(筆者は，がんの phenotype や genotype に連動すれば，**immunotype** を提唱する)．現時点では，がん細胞と免疫系のそれぞれの側面から免疫チェックポイント阻害薬に対する耐性と感受性に関連する 7 項目を抽出し，抗菌薬の抗菌活性と同様に**レーダーチャート**(radar chart)で表示し，中心部が耐性がん，外側円が感受性がんとなる 図 3-32 ．その項目は，① **腫瘍の免疫原性**(tumor foreignness)，② **末梢血の免疫細胞**(general immune status)，③ **腫瘍内の免疫細胞浸潤**(immune cell infiltration)，④ **免疫チェックポイント分子の発現**(immune checkpoints)，⑤ **血清抑制因子**(soluble inhibitors)，⑥ **腫瘍代謝因子**(tumor metabolism)，⑦ **腫瘍の免疫感受性**(tumor sensitivity)である．

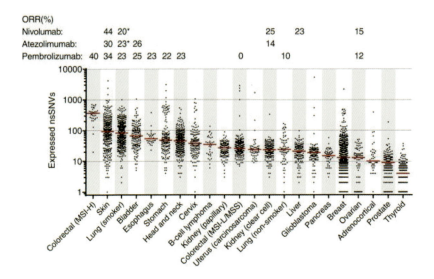

図3-33 がん種別の体細胞遺伝子変異の頻度と免疫チェックポイント阻害薬の奏効率
〔Curr Opin Immunol. 2016; 39: 14〕

① **腫瘍の免疫原性**：がんの**突然変異負荷**(mutational load)によって新生抗原(neoantigen)の数が増え，その数と効果が相関することが知られている 図3-33．例えば，喫煙の非小細胞肺がんは非喫煙に比べて奏効し，MMR欠損の大腸がんの奏効率も高い．しかし，この現象は全てのがん種に適応できないことが多い．

② **末梢血の免疫細胞**：いずれの免疫療法でも，末梢血リンパ球数や好酸球増多は効果と正の相関，MDSCの数とは負の相関を示す．

③ **腫瘍内の免疫細胞浸潤**：がん抗原に特異的T細胞の腫瘍内浸潤は抗腫瘍免疫では必須である．リンパ節内でのT細胞活性化の程度，樹状細胞によるT細胞誘導因子のCXCL9/10/11の産生低下，がん細胞のWNT-βカテニン経路の活性化による誘導抑制が因子として上がる．

④ **免疫チェックポイント分子の発現**：がん細胞のPD-L1発現と奏効率には正の相関がみられるが，発現しないがんでも奏効が得られているのも事実である．

⑤ **血清抑制因子**：以前から血清中IL-1，IL-6，IL-17の上昇は予後不良因子とされており，CTLA-4阻害薬治療ではCRPとESRの上昇は負の因子である．

⑥ **腫瘍代謝因子**：血清LDH(lactate dehydrogenase)は，ピルビン酸を乳酸へ変換し，腫瘍環境のT細胞機能を傷害する．CTLA-4阻害療法ではLDH高値は強い負の因子となるが，治療による低下は効果因子となる．

⑦ **腫瘍の免疫感受性**：以前から免疫治療中に，がん細胞のMHCクラスIの発現が低下ないし欠失する現象がみられていた．CTLのがん細胞認識には，MHCクラスIの発現は必須である．

ここで注意すべきことは，抗CTLA-4抗体と抗PD-1/PD-L1抗体療法，また併用療法ではそれぞれバイオマーカーが異なる点である．現在，このイムノグラムは免疫チェックポイント療法において，活用できる項目は極めて限定的であるが，今後，さらに治療法毎に判別因子を追加し前向き研究によって検証後，症例ごとのレーダーチャートを描き，治療薬の選択，併用か単剤かの判断が可能になることを期待したい．

c その他の耐性因子

　最近，免疫チェックポイント療法に耐性になった症例において，T細胞とがん細胞の網羅的な遺伝子解析が進んでいる．抗PD-1抗体が結合したT細胞には，チェックポイント分子の階層的な発現つまりTIM-3の高発現がみられ，免疫疲弊状態になっていることが示され，抗TIM-3抗体薬によって奏効することが示されている．またPD-1やCTLA-4阻害薬耐性のがん細胞では，直接的に細胞傷害活性をもつIFN-γのシグナル伝達系の遺伝子異常が検出されている．具体的には，IFN-γ受容体（*IFNGR1*），*JAK1*（Janus kinase 1）と*JAK2*遺伝子，さらにMHCクラスIを構成するβ_2ミクログロブリン（β_2M）遺伝子の変異である．今後も同じような耐性遺伝子が続々と報告されると推測されるが，筆者の，抗がん薬耐性の研究の経験から，免疫チェックポイント薬の長期使用で標的遺伝子やシグナル伝達遺伝子の変異が誘導されると考えられる．いずれにしても中止基準の決定など，耐性遺伝子出現の回避と克服法の開発が望まれる．

3 免疫療法の有害事象

　免疫療法はがん細胞を直接標的にした従来の化学療法や抗体療法から，恒常的な免疫監視機構を背景に免疫細胞または分子，腫瘍免疫微小環境を標的にして**免疫調整**（immune modulation）を意図した治療法である．本来，T細胞は胸腺での中枢性選択を受け，末梢で自己反応性T細胞はTregや免疫チェックポイント分子によって制御されている．しかし免疫療法によって，この制御に破綻をきたすと免疫恒常性が乱れ，全身と各臓器にT細胞浸潤を主体とした炎症が惹起されて自己免疫様の症候をきたす．これらが**免疫関連有害事象**（irAE, immune-related adverse event）と定義され，最近の臨床試験の情報からその臨床像と対処法が徐々に確立されつつある．一方，irAEの理解が進む中で，多くの抗体医薬のfirst-in-human臨床試験で用量制限毒性（DLT, dose-limiting toxicity）がみられていない現実もある．

　今後，免疫療法はがん治療の中心となることが予想されるが，これまでに死亡例を含む重篤なirAEが報告されている．実地医療で免疫療法を有効に活用するにあたり，「どのようなirAEがあるのか？」，「いつ頃irAEが起こるのか？」，「どのようにirAEに対処するのか？」を熟知する必要がある．そのためirAEの発現機序から理解しておく必要がある．

a 定義と発現機序，治療

　免疫関連有害事象（irAE）は，免疫治療で誘導される過剰な液性（自己抗体）ないし細胞性免疫反応による全身性または臓器特異的な炎症に起因する症候である 表3-10 ．主要なirAE

Part Ⅲ ● 免疫腫瘍学

表 3-10 免疫関連有害事象

頻度の高い臓器	内　容
皮膚	発疹，瘙痒，白斑，口内炎・口内乾燥感 Stevens-Johnson 症候群*
消化管	下痢，大腸炎，稀に腸管穿孔
肝臓	肝酵素/ビリルビンの上昇，肝炎，肝不全
内分泌	下垂体炎/機能低下，甲状腺炎/甲状腺機能低下および亢進，副腎炎/副腎不全

稀な臓器	内　容
呼吸器(日本人で高い)	肺臓炎(稀に致死的*)，サルコイドーシス
眼	強膜炎，ぶどう膜炎，結膜炎
腎臓	急性間質性腎炎*，ループス膜性腎炎
膵臓	膵炎，劇症Ⅰ型糖尿病*
神経筋肉系	脳症，無菌性髄膜炎，脊髄炎，ギランバレー症候群，重症筋無力症*，脱髄性多発神経根炎*，横紋筋融解症*，劇症型心筋炎*
血液	赤芽球癆，好中球/血小板減少，後天性血友病 A，溶血性貧血*
全身性症候 (輸注反応を含む)	発熱，倦怠感，頭痛，悪心嘔吐，食欲不振，便秘 咳，頻脈，血圧上昇

*稀だが重篤

は皮膚，消化管，肝臓，内分泌障害であり，外界と直接接する皮膚と消化管は最もよく irAE がみられる臓器である．過剰な免疫反応の主役は T 細胞であり，IL-1，IL-6，TNF-α などの炎症性サイトカインの過剰放出による**サイトカイン放出症候群**(CRS, cytokine release syndrome)，組織への CD8 T 細胞浸潤とこれに伴う正常細胞の傷害が臓器障害を惹起する．前者では発熱，悪寒，倦怠感，頭痛，発疹，頻脈，血圧上昇などがあり，さらに重症になると**サイトカインストーム**(cytokine storm)でショック様状態になり多臓器不全で死に至る．後者では，臓器特異的に皮膚炎，大腸炎，肝炎，甲状腺炎や下垂体炎など不可逆性の内分泌障害，時に肺臓炎，神経炎，膵炎，腎炎，心筋炎をきたし，臓器障害の程度は T 細胞浸潤度と相関している．また薬剤投与中または投与後 24 時間以内に現れる症候を**輸注反応**(infusion reaction)と称すが，CRS とほぼ同じ概念である．輸注反応に対しては，治療薬投与前に抗ヒスタミン薬や副腎皮質ステロイドの投与によって予防が可能となっている．

　免疫療法はがん特異的な抗原を認識し，主に CTL が標的のがん細胞を破壊することが理想である(**on-target 効果**)．しかし，がん抗原の一部は自己抗原でもあり，過度の免疫刺激や抑制解除は CTL による正常細胞や臓器の破壊，自己反応性 T 細胞の再活性化をきたして様々な irAE の症候をきたす(**off-target 効果**)．このことから，irAE の治療では自己免疫疾患と同様に，副腎皮質ステロイド，抗 TNF-α 抗体薬(infliximab)，シクロホスファミドなどの免疫抑制薬が使用される．しかし，多くの臨床試験の結果から，irAE に対する免疫抑制薬の一時的な使用は，免疫チェックポイント阻害薬の臨床効果に影響しないことがわかってい

る．また自己免疫疾患患者については，多くの免疫治療薬の投与基準から除外されているので問題はなく，不可逆的な内分泌障害に対しては各種ホルモンの補充療法が長期にわたって行われる．

　免疫チェックポイント療法が実地医療に導入され，各施設では irAE に対処するため，職種と診療科の垣根を越えた irAE 診療連携チームを結成している．筆者らの施設も承認後，直ちにチームを結成して irAE に対応している．また海外では，地域で irAE 情報データベースを構築し（web-based platform），irAE の診断と治療に活用している．

b 各種の免疫療法と irAE

　現在，承認ないし開発が進んでいる免疫療法として，がんワクチン療法，細胞輸注療法，サイトカイン療法，免疫チェックポイント阻害薬があり，それぞれの irAE が示されている 表3-11．とくに免疫チェックポイント阻害薬の抗 CTLA-4 抗体と抗 PD-1/抗 PD-L1 抗体は，ほぼ全がん種で単剤ないし併用療法の臨床試験が活発に行われ，その irAE の相違点と動態を含めた詳細が明らかになっている．

① がんワクチン療法

　多くのワクチン抗原が自己抗原またはその変異抗原であり，短鎖ないし長鎖ペプチド，タンパク，患者由来の腫瘍細胞の溶解質（lysate）が臨床試験として投与され，他に sipuleucel-T（米国 FDA 承認）のように樹状細胞に導入して投与される．重篤な irAE は報告されていないが，ワクチン効果を高めるためのアジュバントによる局所の発赤や発熱がみられる程度である．sipuleucel-T（Provenge®）の irAE として発熱，悪寒，頭痛，インフルエンザ様症状，高血圧などの CRS を認めるが，投与 1～2 日で軽快する．悪性黒色腫への MART1 ワクチン投与での特殊な irAE として，メラニン細胞に対する免疫反応の増強による白斑があり，その出現が治療効果と相関する可能性が示唆されている．

② T 細胞輸注療法

　TCR-T 細胞療法では，Treg や骨髄由来抑制性細胞による免疫抑制の解除，輸注リンパ球の恒常的リンパ球増殖を目的として，輸注前に化学療法や放射線照射，IL-2 投与が行われる．有害事象として，前処置の化学療法や放射線照射による骨髄抑制に加え，輸注された活性化リンパ球による CRS，抗原特異的反応による off-target 効果で死亡例も報告されている．また NY-ESO-1 抗原による悪性黒色腫治療では皮疹や白斑，MAGE-A3 抗原では心筋炎や脳症，MART-1 抗原では白斑，一過性ぶどう膜炎，一過性内耳障害が報告されている．大腸がんに対する CEA を標的とした治療では，全例で一過性の重篤な大腸炎が報告されている．

　CAR-T 細胞療法の irAE として代表的な CRS の他に，大腸がんに対する HER2/neu を標的とした CAR 導入 T 細胞療法で急性肺障害（1 例死亡），慢性リンパ球性白血病やリンパ腫に対する CD19 を標的とした治療でリンパ球減少，B 細胞消失，感染，腎細胞がんに対する CAIX を標的とした治療で用量依存性の肝機能障害が報告されている．

　細胞輸注療法は著明な抗腫瘍効果を示し期待されているが，CRS と off-target 効果による重篤な有害事象が報告されており，これらのリスクを軽減させることが必須である．CRS を管理する方法として，一時的な免疫抑制薬の投与，自殺遺伝子導入による輸注 T 細胞除去，

表 3-11 免疫療法による主な免疫関連有害事象（irAE）

免疫療法の種類	全身症状	皮膚障害	消化器症状	肝障害	内分泌障害	その他の毒性
がんワクチン	発熱, 悪寒, 倦怠感	斑状丘疹状皮疹, 白斑	稀	稀	なし	注射部位反応, 背部痛（Sipuleucel-T）
サイトカイン：IFN-α	発熱, 悪寒, インフルエンザ様症状	斑状丘疹状皮疹	悪心, 下痢	肝酵素上昇	甲状腺炎（治療効果に関連）	うっ血性心不全, 貧血, 血小板減少, 白血球減少, うつ状態
サイトカイン：IL-2	発熱, 悪寒, 倦怠感	点状出血, 斑状皮疹	一過性の嘔気, 嘔吐, 下痢	肝酵素, ビリルビン上昇	甲状腺炎（治療効果に関連）	肺水腫, 低血圧, BUN上昇, 心筋炎, 意識障害
CAR-T細胞輸注療法	発熱, 悪寒, 倦怠感	斑状丘疹状皮疹	稀	肝酵素上昇（CAIX-CAR）	なし	頻脈, 低血圧, 乏尿, B細胞消失, 肺水腫
TCR-T細胞輸注療法	発熱, 悪寒, 倦怠感	斑状丘疹状皮疹, 白斑	稀 大腸炎（CEA-TCR）	稀	なし	脳症, 心筋炎（MAGE-3-TCR）
免疫チェックポイント阻害薬：抗CTLA-4抗体	発熱, 悪寒, 倦怠感	斑状丘疹状皮疹	下痢, 大腸炎, 腸管穿孔	肝酵素上昇	下垂体炎, 甲状腺炎, 副腎不全	神経障害, 腎炎, ギランバレー, 重症筋無力症, サルコイド, 血小板減少
免疫チェックポイント阻害薬：抗PD-1抗体	発熱, 悪寒, 倦怠感	斑状丘疹状皮疹	下痢, 大腸炎（CTLA-4より少ない）	肝酵素上昇	下垂体炎, 甲状腺炎, 副腎不全	肺臓炎（日本人に多い）, ギランバレー, 重症筋無力症
免疫チェックポイント阻害薬：抗PD-L1抗体	発熱, 悪寒, 倦怠感	斑状丘疹状皮疹	下痢, 大腸炎（稀）	稀	下垂体炎, 甲状腺炎, 副腎不全	肺臓炎, 貧血（稀）

〔J Clin Oncol. 2015；33：2029（modified）〕

抗IL-6受容体抗体（tocilizumab）による症状軽減などが検討されている．また off-target 効果による irAE を防ぐためには，腫瘍特異的な抗原を標的とすることが最も重要である．

③ **サイトカイン療法（IFN-α, IL-2）**

IFN-α は，有毛細胞白血病，慢性骨髄性白血病，多発性骨髄腫，腎がん，高リスク悪性黒色腫の術後補助療法として時に使用されるが，使用頻度は減少している．有害事象として，80％以上で発熱，倦怠感，頭痛を認め，重篤な倦怠感では治療中止あるいは減量が必要となる．その他，精神神経症状として意識障害や自殺企図，消化器症状，血液毒性がある．irAEでは甲状腺機能異常，肝炎，溶血性貧血，特発性血小板減少性紫斑病，潰瘍性大腸炎，関節リウマチ，白斑，乾癬，全身性エリテマトーデス，1型糖尿病など多くの自己免疫疾患が報告

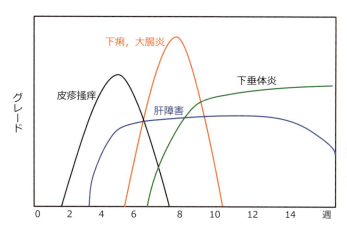

図 3-34
イピリムマブの免疫関連有害事象（irAE）のグレードと動態
〔J Clin Oncol. 2012; 30: 2691（modified）〕

されている．

　IL-2 は，腎細胞がんに低用量 IL-2 が保険適用となっている．有害事象として，発熱，悪寒，倦怠感，消化器症状，5％未満に血管透過性亢進に伴う体液貯留，体重増加，浮腫，胸腹水，肺水腫，循環血漿量減少による血圧低下および尿量減少が報告されている．

④ 免疫チェックポイント阻害薬

　現在，欧米を含めて承認されている免疫チェックポイント阻害薬は，抗 CTLA-4 抗体（ipilimumab），抗 PD-1 抗体（nivolumab, pembrolizumab），抗 PD-L1 抗体（atezolizumab）がある．その免疫抑制解除は抗 CTLA-4 抗体では急速な全身的ブレーキ，抗 PD-1/PD-L1 抗体は緩徐なブレーキと考えられ，その相違は irAE の発生時期，内容，発現頻度と動態にも反映している 図3-16 ．この irAE 管理の要点は，深い洞察力，早期診断，密接な連携，早急かつ積極的な副腎皮質ステロイドや免疫抑制薬の投与と結論づけられる．

　抗 CTLA-4 抗体（ipilimumab）は，すでに根治切除不能な悪性黒色腫に対し欧米と日本で承認されている．臨床試験の第Ⅰ～Ⅲ相まで計 1,498 例の解析では，64％に irAE がみられ Grade 3～4 は 18％，皮膚 45％，消化管 33％，肝機能 1.4％，内分泌障害 4.5％（甲状腺機能低下 27 例，下垂体機能低下 40 例，副腎機能不全 11 例），irAE に伴う治療関連死 9 例がみられている．その治療関連死は大腸炎＋敗血症，腸管穿孔，腹膜炎＋多臓器不全，肝不全，ギラン・バレー症候群が報告されている．その発現時期は，皮膚障害は 2～3 週以降，消化管および肝障害は 5～7 週以降，内分泌障害は平均 9 週以降にみられる 図3-34 ．多くは投与中に発現するが，投与終了から数カ月後に重篤な下痢，大腸炎，下垂体機能低下症などが発症することがあり注意が必要である．重篤な irAE が発現する場合は投与を中止し，高用量の副腎皮質ステロイドを投与する．irAE に対する具体的なリスク評価と軽減対策は，小野薬品と Bristol-Myers Squibb 社（BMS）により提供されている．

　抗 PD-1 抗体（nivolumab, pembrolizumab）には，約 60％に irAE がみられ，Grade 3 以上は約 10％以下，皮膚 20～40％，消化管 10～20％，肝機能＜5％，主に甲状腺機能低下を含む内分泌障害＜10％，肺臓炎 1～5％を認めるが，抗体によって多少異なっている．各々の irAE の発現時期と動態は異なっているので注意が必要である 図3-35 ．肺臓炎の多くは副

Part Ⅲ ● 免疫腫瘍学

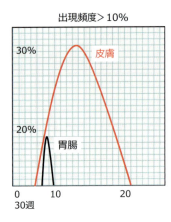
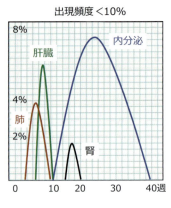

図 3-35
ニボルマブの免疫関連有害事象（irAE）の頻度と動態
〔ASCO Educ Book. 2015; 76（modified）〕

表 3-12 免疫チェックポイントの単剤および併用における免疫関連有害事象

Adverse events	Nivolumab (n＝313)		Nivolumab＋Ipilimumab (n＝313)		Ipilimumab (n＝311)	
	Total	Grade 3/4	Total	Grade 3/4	Total	Grade 3/4
Any select adverse event	62%	7.7%	88%	40%	74%	19%
Immune-related adverse events						
Skin	42%	1.6%	59%	5.8%	54%	2.9%
Gastrointestinal	20	2.2	46	15	37	12
Hepatic	6.4	2.6	30	19	7.1	1.6
Endocrine	14	0.6	30	4.8	11	2.3
hypothyroidism	8.6	0	15	0.3	4.2	0
hyperthyroidism	4.2	0	9.9	1.0	1.0	0
hypophysitis	0.6	0.3	7.7	1.6	3.9	1.9
Pulmonary	1.6	0.3	7.0	1.0	1.9	0.3
pneumonitis	1.3	0.3	6.4	1.0	1.6	0.3

1）Grade は NCI-CTCAE ver 4.0 に基づいて記載
2）死亡例：Nivolumab 群 1 例（好中球減少），Ipilimumab 群 1 例（心停止），併用群でなし
〔N Engl J Med. 2015; 373: 23（modified）〕

腎皮質ステロイドの投与により改善するが，稀に死亡に至る例もあり注意を要する（後述）．現在，nivolumab は小野薬品と BMS 社から，pembrolizumab は MSD 社から，それぞれ適正使用ガイドが出されており，irAE の評価および具体的な対処法が示されている．

　抗 PD-L1 抗体は atezolizumab（米国 FDA 承認）以外にも，durvalumab や avelumab など多数が固形がんを対象に臨床試験が進行している．全 irAE の出現頻度は抗体の種類によって異なるが約 50％，Grade 3 以上は約 10％以下である．初期の報告で肺臓炎はみられなかったが，抗 PD-1 抗体と同様に出現し注意を要する．

抗CTLA-4抗体と抗PD-1/抗PD-L1抗体との併用が，転移性メラノーマに対し高い奏効率と延命効果によってで米国FDAで承認されている．この併用療法は種々の固形がんに対して臨床試験が進行中で，その一部ではその有用性が確認され，承認へ向けて急速かつ活発に開発が進んでいる．死亡例は極めて少ないが，irAEの出現頻度とGradeが高くその管理に注意を要し 表3-12 ，そのため投与量と投与間隔に工夫がなされ，有望な併用療法として期待されている（後述）．

⑤ 共刺激分子薬（アゴニスト抗体）とその他

リンパ球の免疫応答は，共抑制分子と共刺激分子によって制御されている 図3-14 ．近年，T細胞の抗腫瘍活性を高める共刺激分子のアゴニスト抗体の臨床試験が進行している．その中でも抗4-1BB/CD-137抗体（urelumab, utolimumab）は肝障害がみられ，単剤での効果は乏しいため，有害事象も考慮しながら免疫チェックポイント阻害薬との併用試験が進行している．

日本で開発されたTregを除去する抗CCR4抗体（mogamulizumab）でも，固形がんを対象にした臨床試験でのirAEが報告され，軽度の皮疹以外には重篤な有害事象はなく，現在，免疫チェックポイント阻害薬との併用試験が進行している．しかし最近，問題視されているのが高額な**免疫治療の財政的負担（financial toxicity）**であり，そのgradingまで提唱され，免疫療法の普及に大きな現実的課題がのしかかっている．

c 免疫チェックポイント阻害薬による間質性肺炎，稀な有害事象

免疫関連有害事象には重篤で稀に致死的なものとして間質性肺炎があり，とくに注意を払うべき有害事象である（event of special interest）．ここに筆者らが経験したnivolumab関連の間質性肺炎の2症例を提示する．症例1は，投与前の気管支鏡生検で腫瘍のPD-L1高発現とTILの浸潤を確認し（ 図3-28 のLC-65），効果が期待され縮小したものの4週目で間質性肺炎を認めた 図3-36 ．症例2は，3サイクルで奏効がみられたが，6週目に突然の呼吸困難で重篤な間質性肺炎を発症した 図3-37 ．PD-1阻害薬関連肺臓炎の発生頻度は，多くの臨床試験データから抗PD-1抗体単剤治療で5％以下，併用療法で5〜10％である．抗PD-1抗体を含む20の臨床試験に登録した4,496例の解析では，肺臓炎の発生頻度は単剤2.7％（1.9〜3.6％）と併用6.6％，Grade 3以上は単剤0.8％（0.4〜1.2％）と併用1.5％，全体で死亡4例であった．また発生頻度は，メラノーマ患者に比べて非小細胞肺がんと腎細胞がんで有意に高く，さらに併用療法でも高い．発症機序として，肺の免疫寛容は樹状細胞と気管支上皮のPD-L2，肺内マクロファージのRGMB（repulsive guidance molecule B）の相互作用によって維持されており，抗PD-1抗体による免疫寛容の破綻が一因とも推測されている．

PD-1阻害薬関連肺臓炎の初発症状は咳と呼吸困難，しばしば無症状，発症時期は成績調査や報告によって様々で，メラノーマ単剤治療（nivolumab）の解析では中央値は41日（1〜156日：1日目は輸注反応に伴う），単剤および各種の併用療法では2.6カ月（0.5〜11.5カ月）と幅が広く，予断が許せない．とくに日本人のデータでは，やや発症頻度が高く，筆者らの症例のように早期に発現する傾向がみられるので注意が必要である．PD-1阻害薬関連肺

Part Ⅲ ● 免疫腫瘍学

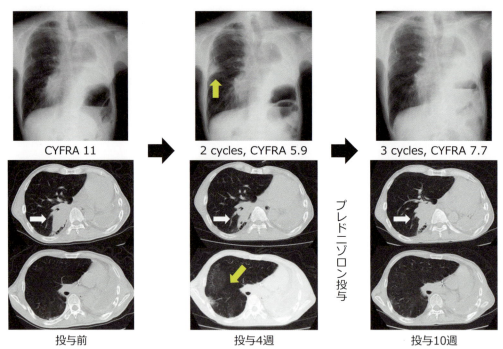

図 3-36 ニボルマブの間質性肺炎（異時性の肺扁平上皮がん，5 次治療，重喫煙者，左肺がん術後）

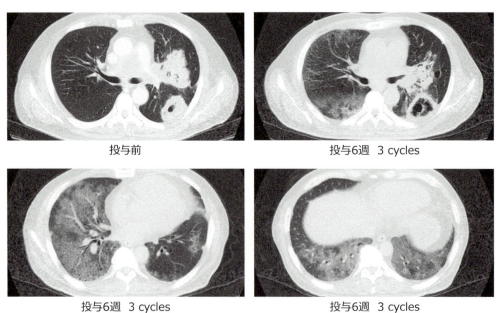

図 3-37 ニボルマブの間質性肺炎（肺扁平上皮がん，2 次治療，重喫煙者）

臓炎の 20 例の解析（単剤，併用，多がん種）では，肺がん患者でやや早期に発症する傾向があり，分布は下葉に多く，画像所見では COP パターン（器質化肺炎）が多いとされているが，他に NSIP，HP，AIP/ARDS パターンがある．肺炎を発症した 7 例に阻害薬の再投与がな

され，その内の 2 例に再発がみられている．さらに副腎皮質ホルモンの漸減投与終了後にも再悪化がみられる例もある．前治療として放射線療法を受けた 3 例では，放射線肺臓炎の再発と増悪がみられ，やはり放射線照射による肺の慢性炎症が残存する症例には慎重投与，むしろ避けるべきである．その理由として，免疫チェックポイント阻害薬の作用機序は，炎症の誘発または再活性化であることを理解する．最近，nivolumab に続いて EGFR-TKI 投与後に間質性肺炎を発症する症例が散見され，その一部は死亡に至っており，両薬剤の関連が示唆されている．

　比較的稀で重篤な有害事象として，劇症型糖尿病，脱髄性多発神経根炎，溶血性貧血，横紋筋融解症，重症筋無力症，劇症型心筋炎の報告がある 表3-10 ．

6 免疫解析法と免疫モニタリング

　免疫療法において，がん組織と末梢血では免疫応答に動的な変化が生じ，その変化（数と機能）を数値化することを**免疫モニタリング**（immune monitoring）と称している．免疫モニタリングの目的は，①作用機序や臨床効果と相関するバイオマーカー（pharmacodynamics marker）の確認（POP, proof of concept），②用量と効果および有害事象との関係の確認，③治療耐性因子の探索，④治療法ごとの作用機序の相違など，目的に応じて有用な情報を得ることができる．

　実際の免疫モニタリングにあたっては，どの臨床検体を用いるか？　組織検体は採取可能なのか？　バイオマーカーの選択は？　採取時期はいつか？　解析方法は？　などを決定することが必要となる．臨床検体は末梢血とがん組織，固定と新鮮標本，バイオマーカーは免疫細胞と免疫分子，サイトカイン，ケモカイン，これらの受容体，**免疫関連遺伝子**（immune signature）など，採取時期は投与前と投与数分後から数週間，解析方法は免疫染色，flow cytometry，ELISPOT アッセイ（enzyme-linked immunospot），テトラマーアッセイ（tetramer assay），マスサイトメトリー（CyTOF など），網羅的**トランスクリプトーム解析（イムノーム解析）**，T細胞レパトア解析（T細胞受容体多様性解析）など用途に応じて飛躍的に進歩している．各々の利点と欠点を示すが 図3-38 ，時間，費用，技術，施設間の格差などの課

- 固定標本　vs　新鮮検体

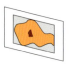

いつでも解析可能
解析に限界がある
機能評価が不能
遺伝子解析には不適

現状を反映する
変性や劣化がない
毎回，侵襲性がある
コストがかかる

- 定点解析　vs　動態解析

 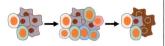

定点のみの情報
多細胞解析に限界
侵襲が少ない

動的な変化の情報解析
細胞ネットワークの解析
治療効果と変更予測が可能
コストとリスクが高い

- 生検組織　vs　外科切除組織

解析に限界がある
全体を反映しない
非侵襲的である
低コストである

多因子解析が可能
不均一性に対応可能
侵襲的である
コストとリスクが高い

- Hot tumor　vs　Cold tumor

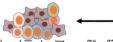

例：メラノーマ　　　例：膵がん，前立腺がん

抗原性（新生抗原）高い
TILとCD8+T細胞が多い
チェックポイントの高発現
免疫抑制機構が異なる

抗原性が低い？
TILが少ない
低発現
Oncogenic 耐性

図 3-38 腫瘍微小環境での免疫モニタリング
〔Curr Opin Immunol. 2016; 41: 23（modified）〕

題も多く，一般の施設や研究室での解析には大きな負担となる．著者らの研究室では，末梢血，気管支鏡生検や外科切除検体を用いて，新鮮な状態で免疫細胞の解析ができるよう常に体制を整備している．すでに米国のがん診療専門施設では，免疫療法において経時的にモニタリングするシステムを構築しており，その成果が期待される（MD Anderson Cancer Center, Moon Shot APOLLO platform）．

免疫モニタリングの典型例として，組織検体が経時的に採取可能なメラノーマにおいて，抗 CTLA-4 抗体薬に続く抗 PD-1 抗体薬治療での奏効例では，2〜3 回投与後に非奏効例に比べて T 細胞（CD8，CD4，CD3）の腫瘍内浸潤，免疫チェックポイント分子（PD-1，PD-L1，LAG3），活性化マーカー（CD45RO，CD57，granzyme B）の発現が上昇している．さらに投与中には細胞傷害性マーカー，IFN-γ 経路，HLA 分子，接着分子，サイトカインなど数百の免疫シグナルが上昇している．一方，非奏効例では VEGF-A などの腫瘍促進シグナルが活性化している．この結果は，モニタリングによって早期に奏効例を抽出できる可能性を示している．

さらに進行期メラノーマに対する抗 PD-1 抗体薬と抗 CTLA-4 抗体薬の単剤および併用療法のイムノーム解析による免疫モニタリングでは，併用療法で T 細胞の増殖と機能さらには腫瘍内誘導に関わるサイトカインやサイトカインの免疫シグナルが上昇して，T 細胞の強い腫瘍内浸潤が推測された．このことは抗 PD-1＋抗 CTLA-4 薬併療法によって，活性化

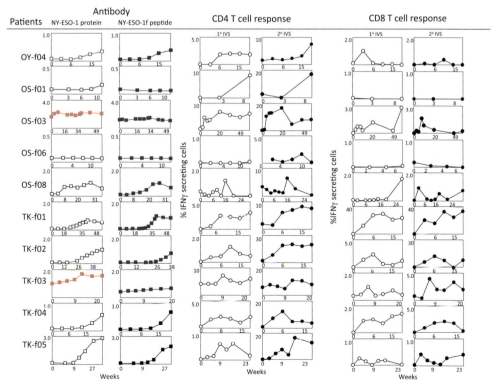

図 3-39 NY-ESO-1f ペプチドワクチン投与での免疫モニタリング
〔Int J Cancer. 2011; 129: 2836（modified）〕

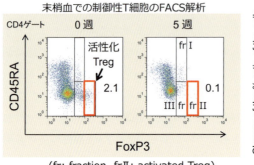
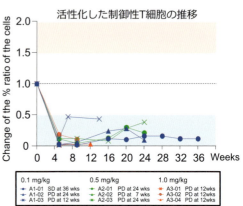

図 3-40 抗 CCR4 抗体療法での免疫モニタリング
〔Clin Cancer Res. 2015; 21: 4327（modified）〕

した T 細胞が腫瘍内に誘導され，高い抗腫瘍効果を発揮したと考えられる．
　筆者らが経験した，がん精巣抗原 NY-ESO-1 のタンパク質とペプチドワクチンの臨床試験と抗 CCR4 抗体療法（mogamulizumab）の第 I 相臨床治験での免疫モニタリングの結果を示す．NY-ESO-1 ワクチンでは投与前後で，血清 NY-ESO-1 抗体価，末梢血の CD4$^+$ と CD8$^+$ T 細胞の IFN-γ 分泌アッセイ法による免疫応答を測定し，その上昇を確認しているが（POP の証明）図 3-39，ごく一部を除き短期的な臨床効果には至らなかった．固形がんに対する Treg 除去を目的にした抗 CCR4 抗体療法では，末梢血の活性化 Treg は速やかに除去され（POP の証明）図 3-40，T 細胞の共抑制および共刺激分子の動態は様々であった．このような免疫モニタリングから短期的な臨床効果と対比して，NY-ESO-1 ワクチンの限界と強い抑制因子の存在が推測され，抗 CCR4 抗体療法では他の免疫疲弊マーカーの発現と抗 CTLA-4 抗体薬と同様に ICOS の上昇がみられ，他剤との併用療法の可能性が示唆された．

7 併用免疫療法と複合がん免疫療法

　近年，免疫チェックポイント阻害薬が多くのがん種に限定的ではあるが，一定の科学的な有用性を示したことから，この阻害薬を中心に他の治療法や治療薬との併用療法の開発が活発に展開されている．現実，抗 PD-1 抗体＋抗 CTLA-4 抗体併用や殺細胞性抗がん薬との併用療法が，単剤治療に比べ有意な奏効率や生存期間延長の改善をもたらしている．すでに，米国 FDA は抗 PD-1 抗体(nivolumab)と抗 CTLA-4 抗体(ipilimumab)の併用療法を転移性メラノーマに対し承認し，他のがん種にも拡がりをみせている．最終的に，生存期間の延長，有害事象，費用対効果によって，併用療法は個別化かつ選択され収斂していくと推測される．

　戦略的な併用療法の考え方には 2 つの視点があり，一つは従来の分類から化学療法，放射線療法，免疫療法(複合がん免疫療法)との併用，他方は腫瘍免疫学的に起動相または効果相，さらには両相を標的にしたものを想定することができる．併用療法の腫瘍免疫学的な標的を詳細に分けると，**がん免疫サイクル**(cancer-immunity cycle)の各段階に焦点を当てることができる 図3-41．最近の話題として，免疫代謝の視点からエフェクター T 細胞のミトコンドリアを標的にした併用療法の試みが始まっている(metabolic modulator)．

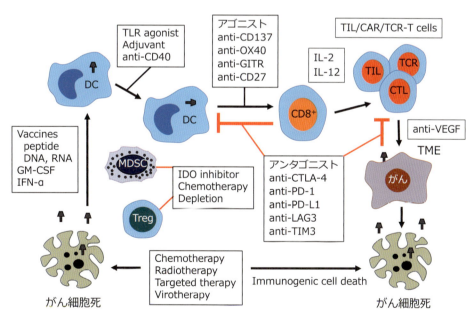

図3-41 Cancer-immunity cycle と複合がん免疫療法の概念
(Immunity. 2013; 39: 1)

7 Part Ⅲ ● 免疫腫瘍学

1 従来療法との併用

　殺細胞性抗がん薬は直接にがん細胞のアポトーシスをもたらし，細胞死する過程でcalreticulin, PAMPs, DAMPsなどの**死シグナル**(danger signal)を発現し，さらに多数のがん抗原を放出する(**抗原拡散, antigen spreading**)．これらの抗原を樹状細胞が認識しT細胞を活性化して，抗腫瘍免疫を誘導してさらにがん細胞を破壊する，いわゆる**免疫応答誘導性細胞死**(immunogenic cell death)の現象がある 図3-41 ．また抗がん薬のcyclophosphamideやgemcitabineには，それぞれ抑制性の免疫細胞であるTregやMDSCを直接に抑制する作用があると言われている．しかし臨床的にこれらの現象を明確に証明するのは，極めて難しいのが現状である．最近の非扁平非小細胞肺がんでの臨床試験で，pembrolizumab＋CBDCA＋pemetrexed併用がCBDCA＋pemetrexedに比べて奏効率とPFSが有意に優れ，PDが減少し奏効までの期間も短縮し，全生存期間の延長が期待される．これらの結果を解釈すると，抗がん薬の免疫応答誘導性細胞死と免疫抑制細胞の制御が大きく関与していると考えられ，新しい**併用免疫療法**(combined immunotherapy)の開発につながる．

　小分子標的薬がすでに承認されているがん種においては，抗PD-1抗体薬と小分子標的薬の併用試験が展開されている．非小細胞肺がんではEGFR-TKIとの併用が期待されたが，本来，*EGFR*遺伝子変異を有する非喫煙者は突然変異負荷が少ないために抗PD-1抗体薬の効果は乏しく予後の延長もみられず，相乗効果はみられなかった．むしろ現在では，EGFR-TKIの同時併用ないし連続的な投与によって肺臓炎の発症を助長する危惧があり併用には慎重を要する．最近，注目されているのが，*KRAS*変異陽性の転移性大腸がんに対するMEK阻害薬(cobimetinib)と抗PD-L1抗体薬との併用療法で，MEK阻害薬は*BRAF*遺伝子変異をもつ進行期メラノーマに併用薬として承認され，単剤では大腸がんに効果がない．しかし前臨床試験では，MEK阻害薬の投与により腫瘍内$CD8^+$T細胞の増加，腫瘍細胞のMHCクラスⅠの発現上昇がみられ，抗PD-L1抗体薬との併用で延命効果が確認されている．この結果を受け，第Ⅰ相試験では約20％の奏効率，6カ月生存率の改善，経時的な生検でも前臨床試験の再現性がみられた．さらにPI3Kγ阻害薬によるM2からM1マクロファージへの極性変化を介した免疫チェックポイント阻害薬との併用効果が示され，臨床試験が進行している．このように分子標的薬により免疫細胞内シグナルを変化させ，抗腫瘍と抑制免疫を制御できる可能性を秘めている．さらに抑制性サイトカインのIL-10は，低濃度では免疫抑制，高濃度では腫瘍内の$CD8^+$T細胞を活性化かつ増殖させるため，pegylated IL-10 (AM0010)が併用薬として模索されている．

　外科療法と術前免疫療法との併用は，免疫チェックポイント阻害薬の単剤での奏効率が15〜25％と限定的である，増悪例が少なからずある，奏効までの期間が長く，稀に偽進行があり投与期間の設定が困難，他の治療法との併用の評価が未確定などの課題があり，現時点で積極的に実地医療に導入するのは難しい．しかし現在，非小細胞肺がんの術前免疫療法の臨床試験が米国で進行し，免疫モニタリングの結果が一部報告されている．筆者らも固形がんに対する術前の複合免疫療法の医師主導臨床治験を実施中である．一方，術後免疫療法に

も同様の課題があり，当然，全生存期間の延長が最終目標ではあるが，そのためには免疫バイオマーカーの同定とそれを指標とした免疫モニタリング法の開発が望まれる．

放射線療法との併用は，**免疫放射線療法**（immunoradiotherapy）として抗CTLA-4抗体や抗PD-1抗体薬との併用試験が展開されているが（☞ p.106，図3-10），肺炎の問題もあり胸部への同時照射は避けるべきである．また胸部照射後の炎症は約6カ月間は持続するので，この期間の免疫チェックポイント療法には慎重を要する（私見）．

2 複合がん免疫療法

がん免疫療法は免疫チェックポイント療法の登場によって，免疫賦活型から抑制解除型へのパラダイムシフトが起きたが，その効果は固形がんにとって限定的である．そこで，免疫応答の起動相と効果相での両解除型，または従来のがんワクチンなどの賦活型と解除型を併用した**複合がん免疫療法**（combination immunotherapies）の開発が活発に展開されている 図3-41．

a 複数の免疫チェックポイント阻害薬の併用

抗CTLA-4抗体（ipilimumab）と抗PD-1抗体（nivolumab）の併用療法が，進行期のメラノーマに対しipilimumab単剤に比べ高い奏効率を示したことから，米国FDAはこの併用療法を進行期メラノーマに対し承認した．現時点では，生存期間の延長に関しても併用療法が優れた傾向を示しているが，最終結果は出ていない．その結果，各がん種に対しても臨床試験が進行し，腎細胞がんと非小細胞肺がんでも併用療法の優位性が示され 表3-13 図3-27，第Ⅲ相試験が進行中である．しかし，併用療法では有害事象の頻度とグレードが高いため 表3-12，投与量と投与間隔を検討する臨床試験が行われた．その他にも，抗CTLA-4抗体＋抗PD-L1抗体の併用試験が競争的に進行している．いずれにしても免疫チェックポイント療法では，起動相と効果相での免疫解除が極めて効果的であることが実証された．また興味深いことは，抗PD-1抗体の次に抗CTLA-4抗体を投与する順が奏効率，

表3-13 複合がん免疫療法（抗CTLA-4抗体＋抗PD-1/PD-L1抗体）の概要

	メラノーマ	腎細胞がん	非小細胞肺がん	
併用薬	Nivolimab Ipilimumab	Nivolimab Ipilimumab	Nivolimab Ipilimumab	Durvalumab Tremelimumab
投与法	Niv 1 mg/kg +Ipi 3 mg/kg* →Niv 3 mg/kg	Niv 3 mg/kg +Ipi 1 mg/kg* →Niv 3 mg/kg	Niv 3 mg/kg +Ipi 1 mg/kg (every 6 w)	Dur 20 mg/kg Tre 1 mg/kg (every 4 w)
奏効率%	57.6	43	31	33
治療中止% （有害事象）	36.4	9.5	10	7

*Combination: every 3 weeks for 4 doses
〔Adv Immunol. 2016; 130: 257（modified）〕

安全性，全生存期間が優れている傾向にある．

　その他に効果相に発現するチェックポイント分子のLAG-3やTIM-3を標的にして，前臨床試験の結果を基に，抗PD-1/PD-L1抗体と抗LAG-3抗体や抗TIM-3抗体との併用試験も進行または計画されている．とくにTIM-3は抗PD-1抗体治療後の耐性因子として報告されており，筆者らの解析でもTIM-3/galectin-9の抑制経路は非小細胞肺がんのセカンドクラスの免疫チェックポイント因子で注目される．

b 共刺激分子のアゴニスト抗体との併用

　免疫療法では，がん抗原に対する特異的な免疫賦活と同時に抑制解除を併用することが理想的である．しかも実際には，がんの不均一性を考慮するとmajor antigenとminor antigenの認識と排除が求められる．T細胞の効率的な活性化には，前にも述べたようにシグナル1と共刺激分子が介在するシグナル2さらにはシグナル3が必須であり，一方では過度の刺激は免疫チェックポイント分子の発現を誘導することになる．このような視点から，TNFR-SFを中心とした，共刺激分子のアゴニストやアジュバントと共抑制分子のアンタゴニストの併用は当然で，その臨床開発が進んでいる 図3-42．

　OX40（CD134/TNFR-SF4）はTNF受容体スーパーファミリー（TNFR-SF）に属し，活性化したT細胞に発現し共刺激分子として機能し，そのリガンドは抗原提示細胞に発現している．OX40はT細胞の活性化を増強する一方で，Treg機能を抑制する，いわゆる免疫系にとっては最も都合のよいdual functionをもっている．実際，前臨床試験では**OX40アゴニスト抗体**は単剤で抗腫瘍効果を示し，抗CTLA-4抗体や抗PD-1抗体との併用でより高い抗腫瘍効果を示している．さらに他の治療法との併用試験も進行しており，最も活発に開発が行われている．

　GITR（glucocorticoid-induced TNFR-related protein/TNFR-SF18）はTNFR-SFに属

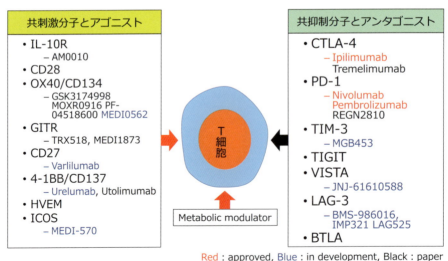

図3-42 T細胞の共刺激分子と共抑制分子を標的にした薬剤の開発
〔Chaft JE. ASCO meeting. 2016（modified）〕

し，活性化したT細胞に発現して，GITRアゴニスト抗体による刺激ではエフェクターT細胞の増殖とサイトカイン産生を増強し，Treg機能を制御する．腫瘍モデルでは，GITRアゴニスト投与によって腫瘍内のTregが減少し，CTLの抗腫瘍活性が増強する．前臨床試験では，GITRアゴニスト単剤ではほとんど腫瘍退縮はみられないが，抗PD-1抗体との併用でより高い抗腫瘍効果を示している．

4-1BB（CD137/TNFR-SF9） は，活性化したT細胞，NK細胞，樹状細胞に発現し，そのリガンド4-1BBLないしアゴニスト抗体による刺激はこれらの免疫細胞を活性化させ，CTLの生存と機能を増強させる．前臨床試験では4-1BBアゴニスト抗体と抗CTLA-4抗体の併用で担癌マウスの生存を延長させた．4-1BBLアゴニスト抗体（urelumab）の第I相試験では抗腫瘍効果はみられたが，死亡例を含む肝障害があり用量調整が必要となった．現在，数種の4-1BBLアゴニスト抗体と抗PD-1抗体との併用試験が進行している．その他に，刺激分子のCD27やICOSについても，アゴニスト抗体薬の開発が進んでいる．

c 代謝酵素薬との併用

IDO1（indoleamine 2, 3-dioxygenase 1） はトリプトファンの異化酵素で，腫瘍微小環境のトリプトファン枯渇と代謝産物のキヌレニン増加によってエフェクターT細胞のアポトーシス，Tregの誘導と活性化をきたして腫瘍の進展を促進する．その発現は，がん細胞の他に数種の免疫抑制細胞にもみられる（☞ p.89，図2-24）．IDO1阻害薬と抗CTLA-4抗体を併用したメラノーマを対象とした臨床試験では抗腫瘍効果と肝障害がみられ用量を調整して，現在は数種のIDO1阻害薬で抗PD-1/PD-L1抗体との併用試験が進んでいる．

最近，最も注目されているのが**免疫代謝（immune metabolism）** である．活性化CD8$^+$T細胞はPI3K/mTOR/HIF1経路を介して好気的な糖代謝を亢進させ，効率のよいミトコンドリアでのエネルギー産生を増強させている（☞ p.86, 87，図2-20，図2-21）．しかし

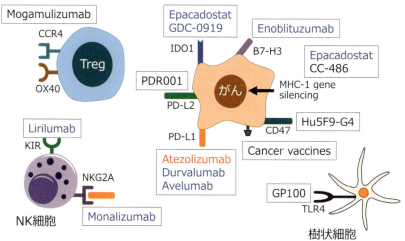

Red：approved, Blue：in development, Black：paper

図3-43 T細胞以外の腫瘍免疫微小環境を標的にした免疫調節薬開発
〔Chaft JE. ASCO meeting. 2016（modified）〕

PD-L1/PD-1 や B7/CTLA-4 の抑制系はこの経路を遮断するため 図3-15，ミトコンドリアでのエネルギー産生が低下して CD8$^+$T 細胞は機能不全に陥る．そこでミトコンドリアのエネルギー産生を刺激ないし復活させる**代謝酵素薬**(metabolic modulator)のメトホルミンやベザフィブラートが，PD-1 阻害薬との併用薬として注目されている．いずれの薬剤も極めて安価で有害事象も少ないので，臨床試験でその併用効果が確認されれば有用性が高い．

d その他の T 細胞以外を標的とした薬剤 図3-43

がんワクチン，とくに患者ごとにオーダーメイドに作製された新生抗原(neoantigen)由来のペプチドワクチンと免疫チェックポイント療法との併用試験が進行している．また T 細胞細胞療法と免疫チェックポイント療法との併用も模索されるが，毒性の増強も危惧され慎重な計画と対応が必要である．

いずれにしても，これら**免疫調節薬**(immunomodulatory drug)の開発は活発に展開されており，個々の腫瘍免疫微小環境の解析を基に，個別化された複合免疫療法が実地医療に導入されると予想される．

ひとやすみ ③

Pompe の日本種痘録

Pompe van Meerdervoort（蘭国，1829-1908：在日 1857-1862）図 3-44 は 1857 年 9 月 21 日の夕刻，江戸幕府がオランダに建造を依頼したヤパン（Japan）号に乗って，第二次海軍伝習教官および出島のオランダ商館医として，長崎港に到着しました．ヤパン号は到着後に幕府へ引き渡され「咸臨丸」と改名され，1860 年に艦長格の勝海舟以下 90 余名が日本最初の太平洋横断を果たしています．

Pompe は長崎港に到着した様子を甲板に立ち，「絵のように美しい長崎湾の風景を眺めたが，乗組員一同は眼前に展開する景観に，こんなにも美しい自然があるものかと見とれてうっとりしたほどであった．神ならぬ身，いかなる運命に巡り合うかもしれないことであるが，本当にここで 2，3 年生活することになっても悔いるところはないという気になった」（「ポンペ日本滞在見聞記」の一節）と，感慨にふけっています．

日本初の西洋医学教育は，1857 年 11 月 12 日（長崎大学医学部創立記念日），Pompe が医学伝習生 12 名に対し，長崎大学医学部の前身の医学伝習所での西洋医学講義に始まります．1861 年，Pompe は江戸幕府の許可を得て長崎の地に日本初の西洋式病院養生所を建て（開院 9 月 20 日），診療と臨床医学教育に情熱を注ぎ，Pompe の薫陶を受けた伝習生達は全国で現代医学と薬学の礎を築いていきました．

Pompe の回顧録『日本における五年間』には，種痘に関し極めて詳細に記しています．自ら牛痘接種を精力的に行い，その証拠として，長崎出島の発掘では，多くの子牛の骨が発見されています．

ここからポンペ著「ポンペ日本滞在見聞記」から引用

「1849 年に軍医将校ドクトル・モーニッケ Dr. O. Mohnike がふたたびこの種痘を取り上げて，長崎に規則正しい種痘業務を組織し，たえず厳重な管理を行った．彼はたえずよい痘苗が入手できるように痘苗のストックに注意し，また痘苗を日本の他の地方にも送り得るように注意を払った．モーニッケ氏が日本滞在中はもちろん，その後彼が帰国してからも，すべては規則的に運営された．彼の後任のドクトル・ファン・デン・ブルックになってからは，さらにそれ以上にこの種痘について多くのことを行う機会がなかったようで，少なくとも彼の滞在中は，種痘はふたたび衰微した．痘苗も新鮮なものが入手困難となり，そのため人間から人間にと引き継いで行われるだけで，なんら監督が行われなくなったからである．そのために痘苗は古くなり，その予防力もなくなり，したがって民衆の信頼もなくなった．天然痘はふたたび激しくなり，1854 年及び 55 年にはおびただしい死者が出た．それも一つには天然痘患者に対する看護の方法が悪かったことが大いに影響している．患者がまだ完全に治癒していないのに，早々に患者を病床から起し病室から出す，いやそれどころか，屋外に出すことさえ許したからであった．

1858 年 1 月になると，また天然痘が再発して，かなり広く蔓延した．当時長崎には痘苗が皆無だった．幸いにも私はシナから（一宣教師から）痘苗を少しばかり入手することができたので，これ

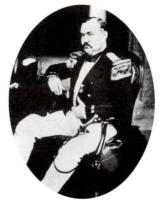

図 3-44 Pompe van Meerdervoort
1829-1908：在日 1857-1862
（長崎大学附属図書館蔵）

をもって種痘を開始した．またそれをもとにして痘苗の培養増殖に努めたが，その際，幕府はそのために数頭の牛を提供してくれたので，幸いにも目的を達することができた．そのうえまた私はオランダ領東インド政府の医務局長に申請して，まもなく良質の痘苗を入手した（オランダ領東インドでは種痘についてきわめて周到な注意を払っていた．したがって種痘業務の組織は同地方では非常に優れていた）．こうして私は非常に強力に仕事を進めることができ，日本各地に送るに十分なくらいの多量の痘苗を集めることができた．それにつれてふたたび痘苗の予防力も増加し，また日本人の信頼も増し，まもなく熱心に種痘が行われるようになったことを述べておかねばならない．

1858年に私は218名の小児に種痘を行った．1859年には約1,300名に種痘をしたが，それは信頼が非常に増大した証拠である．私は各地で行った種痘の結果を私に返事するという条件のもとに，各地にできるだけ多くの痘苗を送ってやった．そしてそのために小さな雛型となる表をつくった．ある程度均一な数字を得て，それから統計をつくるという目的からである．日本の医師諸君は非常に正確に私の希望を満足させてくれた．しかし医師諸君の報告によって，まだまだ多くの種痘が失敗に終わっていることもわかった．すなわち，以前に種痘をしていない人の全数の3分の1が失敗しているのである．その原因はいろいろあるが，種痘技術そのものが適切でないこと，着物の大きい袖がせっかく種痘したところを摩擦すること，たびたび入浴しすぎること，特に種痘直後の入浴が失敗の原因としてあげられる．病院が開院してからのちは規則正しく一週に一度病院で種痘を励行した．たくさんの子供がやって来た．私は種痘に関する適切な記録をとらせ，詳しい事項を書き残させ，よく発痘した痘瘡から痘苗をできるだけ採集させ，国内各地に送ることにした．私はこれらのことすべてについてことのほか満足したといわねばなるまい．種痘に関しては非常な信頼があり，まったく何の反対もなく，迷信もまったく見受けられなかった．日本人はこの恐るべき病気の危険を免れることがはるかによいことを知り，特に往々にしてそれが悪質の形をとるときはいっそう恐ろしいということを理解するようになった．今日当地ではほとんどこの天然痘を想像することができない．ある2, 3の藩では大名が種痘を義務として行うことにした．薩摩では児童が2歳になるとすべて種痘を受けねばならないこととした．もしこれに従わねばこれを強制して行わせた．江戸ではそのための施設を建て，そこで貧民の児童に種痘を施してもらうことができるようになった．ここでは，種痘のために，子供を病院ともいうべき場所に収容して10日間監視のもとにおいた．こうすることによって子供らを十分監督し，しかも必ず良好な結果を得ることができたのである．」
（ポンペ「ポンペ日本滞在見聞記」p332-334 から引用）

ポンペの言葉

「医師は自らの天職をよく承知していなければならぬ．ひとたびこの職務を選んだ以上，もはや医師は自分自身のものではなく，病める人のものである．もしそれを好まぬなら，他の職業を選ぶがよい．」

■文献
1. ポンペ，著．沼田二郎，荒瀬 進，訳．ポンペ日本滞在見聞記．東京：雄松堂；1968．
〔原著："Vijf Jaren in Japan"（日本における五年間）〕
2. 相川忠臣．出島の医学．長崎：長崎文献社；2012．（貴重な歴史資料が豊富）

参考書と引用文献

第I部 免疫学の基本的な知識

参考書
1. Abbas AK, Lichtman AH, Pillai S, eds. Cellular and molecular immunology. 8th ed. Philadelphia: Elsevier; 2015.
2. Parham P. The immune system. 4th ed. New York: Garland Science; 2015.
3. Rezaei N, ed. Cancer immunology. Berlin Heidelberg: Springer-Verlag; 2015.
4. 宮園浩平, 秋山 徹, 宮島 篤, 宮澤恵二, 編. サイトカイン・増殖因子キーワード事典. 東京: 羊土社; 2015.

1. 免疫と免疫反応

2. 免疫系を担う細胞と組織

① 貪食細胞――a) 好中球, b) 単球, マクロファージ
1. Vergadi E, et al. Akt signaling pathway in macrophage activation and M1/M2 polarization. J Immunol. 2017; 198: 1006.
2. Conway EM, et al. Macrophages, inflammation, and lung cancer. Am J Respir Crit Care Med. 2016; 193: 116.
3. Ruffell B, Coussens LM. Macrophges and therapeutic resistance in cancer. Cancer Cell. 2015; 27: 462.
4. Zlotnik A, Yoshie O. The chemokine superfamily revisited. Immunity. 2012; 36: 705.

② 好酸球, 好塩基球, 肥満細胞

③ 抗原提示細胞(APC)――a) 樹状細胞(DC), b) 濾胞樹状細胞(fDC), c) その他の抗原提示細胞
1. Unanue ER, et al. Variations in MHC class II antigen processing and presentation in health and disease. Ann Rev Immunol. 2016; 34: 265.
2. McGovern N, et al. Dendritic cells in humans-from fetus to adult. Int Immunol. 2015; 27: 65.
3. Milner A, Jung S. Development and function of dendritic cell subsets. Immunity. 2014; 40: 642.
4. Leone PL, et al. MHC class I antigen processing and presenting machinery: organization, function, and defects in tumor cells. J Natl Cancer Inst. 2013; 16: 1172.
5. Blum JS, et al. Pathway of antigen processing. Ann Rev Immunol. 2013; 31: 443.

④ NK細胞
1. Cerwenka A, Lanier LL. Natural killer cell memory in infection, inflammation and cancer. Nat Rev Immunol. 2016; 16: 113.
2. Guillerey C, et al. Targeting natural killer cells in cancer immunotherapy. Nat Immunol. 2016; 17: 1025.
3. Fan X, et al. Hallmarks of tissue-resident lymphocytes. Cell. 2016; 164: 1198.
4. O'Sullivan TE, et al. Natural killer cell memory. Immunity. 2015; 43: 634.

⑤ T細胞(Tリンパ球)
1. Plitas G, Rudensky AY. Regulatory T cells: differentiation and function. Cancer Immunol Res. 2016; 4: 721.
2. Takeuchi Y, Nishikawa H. Roles of regulatory T cells in cancer immunity. Int Immunol. 2016; 28: 401.

d) $\gamma\delta$型T細胞
1. Fan X, et al. Hallmarks of tissue-resident lymphocytes. Cell. 2016; 164: 1198.
2. Silva-Santos B, et al. $\gamma\delta$T cells in cancer. Nat Rev Immunol. 2015; 15: 683.
3. Fahl SP, et al. Origins of $\gamma\delta$T cell effector subsets: a riddle wrapped in an enigma. J Immunol. 2014; 193: 4289.

e) NKT細胞
1. Fan X, et al. Hallmarks of tissue-resident lymphocytes. Cell. 2016; 164: 1198.

⑥ B細胞(Bリンパ球)
1. Mesin L, et al. Germinal center B cell dynamics. Immunity. 2016; 45: 471.
2. Rosser EC, Mauri C. Regulatory B cells: origin, phenotype, and function. Immunity. 2015; 42: 607.
3. Lykken JM, et al. Regulatory B10 cell development and function. Int Immunol. 2015; 27: 471.
4. Baba Y, et al. Signals controlling the development and activity of regulatory B-lineage cells. Int Immunol. 2015; 27: 487.
5. Tarlinton D, Good-Jacobson K. Diversity among memory B cells: origin, consequences, utility. Science. 2013; 341: 1205.
6. Mathieu M, et al. CD40-activated B cells can efficiently prime antigen-specific naïve T cells to generate effector but not memory T cells. PLoS One. 2012; 7: e30139.

⑦ 自然リンパ球
1. Morita H, et al. Innate lymphoid cells in allergic and nonallergic inflammation. J Allergy Clin Immunol. 2016; 138: 1253.
2. Yang Q, Bhandoola A. The development of adult innate lymphoid cells. Curr Opin Immunol. 2016; 39: 114.
3. Fan X, et al. Hallmarks of tissue-resident lymphocytes. Cell. 2016; 164: 1198.
4. Vallentin B, et al. Innate lymphoid cells in cancer. Cancer Immunol Res. 2015; 3: 1109.
5. Gasteiger G, Ruddensky AY. Interactions between innate and lymphocytes. Nat Rev Immunol. 2014; 14: 631.

3. 自然免疫と適応免疫――a) 自然免疫, b) 適応免疫

4. 抗原と抗原認識
1. Unanue ER, et al. Variations in MHC class II antigen processing and presentation in health and disease. Ann Rev Immunol. 2016; 34: 265.

5. T細胞の活性化と免疫応答
1. Gattinoni L, et al. T memory stem cells in health and

disease. Nat Med. 2017; 23: 18.

① T細胞の免疫応答
1. Esensten JH, et al. CD28 costimulation: from mechanism to therapy. Immunity. 2016; 17: 973.

② CD4+T細胞とその亜群, ③ CD8+T細胞
6. B細胞の活性化と免疫応答
7. 抗体の構造と機能——1) 構造, 2) 機能
8. 免疫寛容と自己免疫
1. Anderson AC, et al. Lag-3, Tim-3, and TIGIT: co-inhibitory receptors with specialized functions in immune regulation. Immunity. 2016; 44: 989.
2. Boussiontis VA. Molecular and biochemical aspects of the PD-1 checkpoint pathway. N Engl J Med. 2016; 375: 1767.
3. Schildberg FA, et al. Coinhibitory pathways in the B7-CD28 ligand-receptor family. Immunity. 2016; 44: 955.
4. Zarour HM. Reversing T-cell dysfunction and exhaustion in cancer. Clin Cancer Res. 2016; 22: 1856.
5. Zhang H, et al. Interleukin-10: an immune-activating cytokine in cancer immunotherapy. J Clin Oncol. 2016; 29: 3576.
6. Naing A, et al. Safety, antitumor activity, and immune activation of pegylated recombinant human interleukin-10 (AM0010) in patients with advanced solid tumors. J Clin Oncol. 2016; 29: 3562.
7. Okazaki T, et al. A rheostat for immune responses: the unique properties of PD-1 and their advantages for clinical application. Nat Immunol. 2013; 14: 1212.
8. Wherry EJ. T cell exhaustion. Nat Immunol. 2011; 6: 492.
9. Ishida Y, et al Induced expression of PD-1, a novel member of the immunoglobulin gene superfamily, upon programmed cell death. EMBO J. 1992; 11: 3887.

第Ⅱ部 腫瘍免疫学

1. がんと免疫
1. Ward JP, et al. The role of neoantigens in naturally occurring and therapeutically induced immune responses to cancer. Adv Immunol. 2016; 130: 25.
2. Balkwill F, Mantovani A. Inflammation and cancer: back to Virchow? Lancet. 2001; 357: 539.
3. van der Bruggen P, et al. A gene encoding an antigen recognized by cytolytic T lymphocytes on a melanoma. Science. 1991; 254: 1643.
4. Babbitt BP, et al. Binding of immunogenic peptides to Ia histocompatibility molecules. Nature. 1985; 317: 359.
5. Burnet FM. The concept of immunological surveillance. Progr Exp Tumor Res. 1970; 13: 1.
6. Old LJ, Boyse EA. Immunology of experimental tumors. Annu Rev Med. 1964; 15: 167.
7. Gorer PA, et al. Studies on the genetic and antigenic basis of tumour transplantation: linkage between a histocompatiblity gene and 'fused' in mice. Proc Roy Soc Lond, Series B. 1948; 135: 499.

2. がん抗原
① がん抗原の分類
1. Ward JP, et al. The role of neoantigens in naturally occurring and therapeutically induced immune responses to cancer. Adv Immunol. 2016; 130: 25.
2. Kakimi K, et al. Advances in personalized cancer immunotherapy. Breast Cancer. 2016; 24: 16.
3. Srivastava PK. Neoepitopes of cancers: looking back, looking ahead. Cancer Immunol Res. 2015; 3: 969.
4. Gubin MM, et al. Tumor neoantigens: building a framework for personalized cancer immunotherapy. J Clin Invest. 2015; 125: 3413.

② がん精巣抗原(CTA)とがん精巣遺伝子(CT gene)
1. Ohue Y, et al. Survival of lung adenocarcinoma patients predicted from expression of PD-L1, galectin-9, and XAGE1 (GAGED2a) on tumor cells and tumor-infiltrating T cells. Cancer Immunol Res. 2016; 4: 1049.
2. Rapoport AP, et al. NY-ESO-1-specific TCR-engineered T cells mediate sustained antigen-specific antitumor effects in myeloma. Nat Med. 2015; 21: 914.
3. Ohue Y, et al. Prolongation of overall survival in advanced lung adenocarcinoma patients with the XAGE1 (GAGED2a) antibody. Clin Cancer Res. 2014; 20: 5052.
4. Ohue Y, et al. Antibody response to cancer/testis (CT) antigens: a prognostic marker in cancer patients. OncoImmunol. 2014; 3: e970032.
5. Pandey JP, et al. Genetic variants of immunoglobulin γ and κ chains influence humoral immunity to the cancer-testis antigen XAGE-1b (GAGED2a) in patients with non-small cell lung cancer. Clin Exp Immunol. 2014; 176: 78.
6. Whitehurst AW. Cause and consequence of cancer/testis antigen activation in cancer. Ann Rev Pharmacol Toxicol. 2014; 54: 251.
7. Fujiwara S, et al. NY-ESO-1 antibody as a novel marker of gastiric cancer. Br J Cancer. 2013; 108: 1119.
8. Ohue Y, et al. Spontaneous antibody, and CD4 and CD8 T-cell responses against XAGE-1b (GAGED2a) in non-small cell lung cancer patients. Int J Cancer. 2012; 131: E649.
9. Chiriva-Internati M, et al. Cancer testis antigens: a novel target in lung cancer. Int Rev Immunol. 2012; 31: 321.
10. Tsuji T, Gnjatic S. Split T-cell tolerance as a guide for the development of tumor antigen-specific immunotherapy. OncoImmunol. 2012; 3: 404.
11. Cheng YH, et al. Cancer/testis antigens, carcinogenesis and spermatogenesis. Spermatogenesis. 2011; 1: 209.
12. Caballero OL, Chen Y-T. Cancer/testis (CT antigens: potential targets for immunotherapy. Cancer Sci. 2009; 100: 2014.
13. Hofman O, et al. Genome-wide analysis of cancer/testis gene expression. Proc Natl Acad Sci. 2008; 105: 20422.
14. Simpson AJG, et al. Cancer/testis antigens, gametogene-

sis and cancer. Nat Rev Cancer. 2005；5：615.

③ 新生抗原

1. Liu XS, Mardis ER. Applications of immunogenomics to cancer. Cell. 2017；168：600.
2. Ward JP, et al. The role of neoantigens in naturally occurring and therapeutically induced immune responses to cancer. Adv Immunol. 2016；130：25.
3. Gros A, et al. Prospective identification of neoantigen-specific lymphocytes in the peripheral blood of melanoma patients. Nat Med. 2016；22：433.
4. Vormehr M, et al. Mutanome directed cancer immunotherapy. Curr Opin Immunol. 2016；39：14.
5. Riaz N, et al. The role of neoantigens in response to immune checkpoint blockade. Int Immunol. 2016；28：411.
6. McGranahan N, et al. Clonal neoantigens elicit T cell immunoreactivity and sensitivity to immune checkpoint blockade. Science. 2016；351：1463.
7. Schumacher TN, Hacohen N. Neoantigens encoded in the cancer genome. Curr Opin Immunol. 2016；41：98.
8. Türeci Ö, et al. Targeting the heterogeneity of cancer with individualized neoepitope vaccine. Clin Cancer Res. 2016；22：1885.
9. Schumacher TN, Schreiber RD. Neoantigens in cancer immunotherapy. Science. 2015；348：69.
10. Martincorena I, Campbell PJ. Somatic mutation in cancer and normal cells. Science. 2015；349：1483.
11. Srivastava PK. Neoepitopes of cancers：looking back, looking ahead. Cancer Immunol Res. 2015；3：969.
12. Cohen CJ, et al. isolation of neoantigen-specific T cells from tumor and peripheral lymphocytes. J Clin Invest. 2015；125：3981.
13. Gubin MM, et al. Tumor neoantigens：building a framework for personalized cancer immunotherapy. J Clin Invest. 2015；125：3413.
14. Yadav M, et al. Predicting immunogenic tumour mutations by combining mass spectrometry and exome sequencing. Nature. 2014；515：572.
15. Robbins PF, et al. Mining exomic sequencing data to identify mutated antigens recognized by adoptively transferred tumor-reactive T cells. Nat Med. 2013；19：747.
16. van Rooij N, et al. Tumor exome analysis reveals neoantigen-specific T-cell reactivity in an ipilimumab-responsive melanoma. J Clin Oncol. 2013；31：e439.
17. Heemskerk B, et al. The cancer antigenome. EMBO J. 2013；32：194.
18. Lawrence MS, et al. Mutational heterogeneity in cancer and the search for new cancer-associated genes. Nature. 2013；499：214.
19. Vogelstein B, et al. Cancer genome landscapes. Science. 2013；339：253.

3. がん細胞およびがん抗原の認識と免疫応答

1. Palucka AK, Coussens LM. The basis of immunooncology. Cell. 2016；164：1233.
2. Becht E, et al. Immune contexture, immunoscore, and malignant cell molecular subgroups for prognostic and theranostic classifications of cancers. Adv Immunol. 2016；130：95.

① 自然免疫系

1. Becht E, et al. Immune contexture, immunoscore, and malignant cell molecular subgroups for prognostic and theranostic classifications of cancers. Adv Immunol. 2016；130：95.

b）腫瘍関連マクロファージ（TAM）

1. Becht E, et al. Immune contexture, immunoscore, and malignant cell molecular subgroups for prognostic and theranostic classifications of cancers. Adv Immunol. 2016；130：95.
2. Conway EM, et al Macrophages, inflammation, and lung cancer. Am J Respir Crit Care Med. 2016；193：116.
3. Ruffell B, Coussens LM. Macrophges and therapeutic resistance in cancer. Cancer Cell. 2015；27：462.
4. Ugel S, et al. Tumor-induced myeloid deviation：when myeloid-derived suppressor cells meet tumor-associated macrophages. J Clin Invest. 2015；125：3365.
5. Kurose K, et al. Increase in activated Treg in TIL in lung cancer and in vitro depletion of Treg by ADCC using an antihuman CCR4 mAb（KM2760）. J Thorac Oncol. 2015；10：74.

c）骨髄由来抑制細胞（MDSC）

1. Gabrilovich DI. Myeloid-derived suppressor cells. Cancer Immunol Res. 2017；5：3.
2. Becht E, et al. Immune contexture, immunoscore, and malignant cell molecular subgroups for prognostic and theranostic classifications of cancers. Adv Immunol. 2016；130：95.
3. Marvel D, Gabrilovich DI. Myeloid-derived suppressor cells in the tumor microenvironment：expect the unexpected. J Clin Invest. 2015；125：3356.
4. Ugel S, et al. Tumor-induced myeloid deviation：when myeloid-derived suppressor cells meet tumor-associated macrophages. J Clin Invest. 2015；125：3365.
5. Talmadge J, Gabrilovich DI. Hitory of myeloid-derived suppressor cells. Nat Rev Cancer. 2013；13：739.

② 適応免疫系

a）樹状細胞と抗原提示

1. Leone PL, et al. MHC class I antigen processing and presenting machinery：organization, function, and defects in tumor cells. J Natl Cancer Inst. 2013；16：1172.

b）T細胞とその亜群

1. Becht E, et al. Immune contexture, immunoscore, and malignant cell molecular subgroups for prognostic and theranostic classifications of cancers. Adv Immunol. 2016；130：95.
2. Takeuchi Y, Nishikawa H. Roles of regulatory T cells in cancer immunity. Int Immunol. 2016；28：401.
3. Kurose K, et al. Increase in activated Treg in TIL in lung cancer and in vitro depletion of Treg by ADCC using an antihuman CCR4 mAb（KM2760）. J Thorac Oncol.

2015; 10: 74.
4. Maeda, Y, et al. Detection of self-reactive CD8+ T cells with an anergic phenotype in healthy individuals. Science. 2014; 346: 1536.

c) B細胞
1. Becht E, et al. Immune contexture, immunoscore, and malignant cell molecular subgroups for prognostic and theranostic classifications of cancers. Adv Immunol. 2016; 130: 95.
2. Ohue Y, et al. Survival of lung adenocarcinoma patients predicted from expression of PD-L1, galectin-9, and XAGE1 (GAGED2a) on tumor cells and tumor-infiltrating T cells. Cancer Immunol Res. 2016; 4: 1049.
3. Tsou P, et al. The emerging role of B cells in tumor immunity. Cancer Res. 2016; 76: 5597.
4. Zitvogel L, Kroemer G. Antibodies regulate antitumor immunity. Nature. 2015; 571: 35.
5. Zang Y, et al. Regulatory B cells in anti-tumor immunity. Int Immunol. 2015; 27: 521.
6. Ohue Y, et al. Prolongation of overall survival in advanced lung adenocarcinoma patients with the XAGE1 (GAGED2a) antibody. Clin Cancer Res. 2014; 20: 5052.
7. Ohue Y, et al. Antibody response to cancer/testis (CT) antigens: a prognostic marker in cancer patients. OncoImmunol. 2014; 3: e970032.
8. Reuschenbach M, et al. A systemic review of humoral immune responses against tumor antigens. Cancer Immunol Immunother. 2009; 58: 1535.

4. がんの免疫編集と腫瘍微小環境
① がんの免疫編集
1. Ward JP, et al. The role of neoantigens in naturally occurring and therapeutically induced immune responses to cancer. Adv Immunol. 2016; 130: 25.
2. Spranger S. Mechanisms of tumor escape in the context of the T-cell-inflamed and the non-T-cell-inflamed tumor microenvironment. Int Immunol. 2016; 28: 383.
3. Teng MWL, et al. From mice to humans: developments in cancer immunoediting. J Clin Invest. 2015; 125: 3338.
4. Gubin MM, et al. Checkpoint blockade cancer immunotherapy targets tumor-specific mutant antigens. Nature. 2014; 515: 577.
5. Mittal D, et al. New insights into cancer immunoediting and its three component phases-elimination, equilibrium and escape. Curr Opin Immunol. 2014; 27: 16.
6. Schreiber RD, et al. Cancer immunoediting: integrating immunity's roles in cancer suppression and promotion. Science. 2011; 331: 1565.

② 腫瘍微小環境(TME)
1. Becht E, et al. Immune contexture, immunoscore, and malignant cell molecular subgroups for prognostic and theranostic classifications of cancers. Adv Immunol. 2016; 130: 95.
2. Kalluri R. The biology and function of fibroblast in cancer. Nat Rev Cancer. 2016; 16: 582.
3. Munn DH, Bronte V. Immune suppressive mechanisms in the tumor microenvironment. Curr Opin Immunol. 2016; 39: 1.
4. Spranger S, et al. Tumor and host factors controlling antitumor immunity and efficacy of cancer immunotherapy. Adv Immunol. 2016; 130: 75.
5. Spranger S. Mechanisms of tumor escape in the context of the T-cell-inflamed and the non-T-cell-inflamed tumor microenvironment. Int Immunol. 2016; 28: 383.
6. Joyce JA, Fearon DT. T cell exclusion, immune privilege, and the tumor microenvironment. Science. 2015; 348: 74.
7. Turley SJ, et al. Immunological hallmarks of stromal cells in the tumour microenvironment. Nat Rev Immunol. 2015; 15: 669.
8. Shalapour S, Karin M. Immunity, inflammation, and cancer: an eternal fight between good and evil. J Clin Invest. 205; 125: 3347.
9. Fridman WH, et al. The immune contexture in human tumors: impact on clinical outcome. Nat Rev Cancer. 2012; 12: 298.

③ 免疫微小環境の解析
1. Becht E, et al. Immune contexture, immunoscore, and malignant cell molecular subgroups for prognostic and theranostic classifications of cancers. Adv Immunol. 2016; 130: 95.
2. Iglesia MD, et al Genomic analysis of immune cell infiltrates across 11 tumor types. J Natl Cancer Inst. 2016; 108: 1.
3. Kirilovsky A, et al. Rational bases for the use of the immunoscore in routine clinical settings as a prognostic and predictive biomarker in cancer patients. Int Immunol. 2016; 28: 373.
4. Gentles AJ, et al. The prognostic landscape of genes infiltrating immune cells across human cancers. Nat Med. 2015; 21: 938.
5. Peske JD, et al. Control of CD8 T-cell infiltration into tumors by vasculature and microenvironment. Adv Cancer Res. 2015; 128: 263.

a) メラノーマ
1. Teng MWL, et al. Classifying cancers based on T-cell infiltration and PD-L1. Cancer Res. 2015; 75: 2139.
2. Tumeh PC, et al. PD-1 blockade induces responses by inhibiting adaptive immune resistance. Nature. 2014; 515: 568.
3. Szol M, Chen L. Antagonist antibodies to PD-1 and B7-H1 (PD-L1) in the treatment of advanced numan cancer. Clin Cancer Res. 2013; 19: 1021.
4. Taube JM, et al. Colocalization of inflammatory response with B7-H1 expression in human melanocytic lesions supports an adaptive resistance mechanism of immune Escape. Sci Transl Med. 2012; 4: 127ra37.
5. Erdag G, et al. Immunotype and immunohistologic characteristics of tumor-infiltrating immune cells are

associated with clinical outcome in metastatic melanoma. Cancer Res. 2012; 72: 1070.

b) 肺がん

1. Lizotte PH, et al Multiparametric profiling of non-small-cell lung cancers reveals distinct immunophenotypes. JCI Insight. 2016; 1: e89014.
2. Bremnes RM, et al The role of tumor-infiltrating lymphocytes in development, progression, and prognosis of non-small cell lung cancer. J Thorac Oncol. 2016; 11: 789.
3. Kurose K, et al. Increase in activated Treg in TIL in lung cancer and in vitro depletion of Treg by ADCC using an antihuman CCR4 mAb (KM2760). J Thorac Oncol. 2015; 10: 74.
4. Rizvi N, et al. Mutational landscape determines sensitivity to PD-1 blockade in non-small cell lung cancer. Science. 2015; 348: 124.

c) 腎細胞がん

1. Becht E, et al. Immune contexture, immunoscore, and malignant cell molecular subgroups for prognostic and theranostic classifications of cancers. Adv Immunol. 2016; 130: 95.
2. Motzer RJ, et al. Nivolumab versus everolimus in advanced renai-cell carcinoma. N Engl J Med. 2015; 373: 1803.
3. Becht E, et al. Prognostic and theranostic impact of molecular subtypes and immune classifications in renal cell cancer (RCC) and colorectal cancer (CRC). OncoImmunology. 2015; 4: 12, e1049804.
4. Beuselinck BB, et al. Molecular subtypes of clear cell renal cell carcinoma are associated with sunitinib response in the metastatic setting. Clin Cancer Res. 2015; 21: 1329.
5. Lawrence MS, et al. Mutational heterogeneity in cancer and the search for new cancer-associated genes. Nature. 2013; 499: 214.

d) 大腸がん

1. Mlecnik B, et al. Integrative analyses of colorectal cancer show immunoscore is a stronger predictor of patient survival than microsatellite instability. Immunity. 2016; 44: 698.
2. Becht E, et al. Immune contexture, immunoscore, and malignant cell molecular subgroups for prognostic and theranostic classifications of cancers. Adv Immunol. 2016; 130: 95.
3. Dudley JC, et al. Microsatellite instability as a biomarker for PD-1 blockade. Cli Cancer Res. 2016; 22: 813.
4. Le DT, et al. PD-1 blockade in tumors with mismatch-repair deficiency. N Engl J Med. 2015; 372: 2509.
5. Guinney J, et al. The consensus molecular subtypes of colorectal cancer. Nat Med. 2015; 11: 1350.
6. Galon J, et al. Type, density, and location of immune cells within human colorectal tumors predict clinical outcome. Science. 2006; 313: 1960.

5. 免疫代謝

1. Hotamisligil GS. Inflammation, metaflammation and immunometabolic disorders. Nature. 2017; 542: 177.
2. Schalper KA, et al. Differential expression and significance of PD-L1, IDO-1, and B7-H4 in human lung cancer. Clin Cancer Res. 2017; 23: 370.
3. Chang C-H, Pearce E. Emerging concepts of T cell metabolism as a target of immunotherapy. Nat Immunol. 2016; 17: 364.
4. Newton R, et al. Immunometabolism of regulatory T cells. Nat Immunol. 2016; 17: 618.
5. Assmann N, Finlay DK. Metabolic regulation of immune responses: therapeutic opportunities. J Clin Invest. 2016; 126: 2031.
6. Loftus RM, Finlay DK. Immunometabolism: cellular metabolism turns immune regulator. J Biol Chem. 2016; 291: 1.
7. Norata GD, et al. The cellular and molecular basis of translational immune metabolism. Immunity. 2015; 43: 421.
8. Pearce EJ, Everts B. Dendritic cell metabolism. Nat Rev Immunol. 2015; 15: 18.
9. Zhai L, et al. Molecular pathways: targeting IDO1 and other tryptophan dioxygenases for cancer immunotherapy. Clin Cancer Res. 2015; 21: 5427.
10. Vacchelli E, et al. Trial watch: IDO inhibitors in cancer therapy. OncoImmunol. 2014; 3: 10, e957994-1.
11. MacIver NJ, et al. Metabolic regulation of T lymphocytes. Ann Rev Immunol. 2013; 31: 259.

第Ⅲ部 免疫腫瘍学

1. がん免疫療法の歴史

1. Faguet GB. A brief history of cancer: age-old milestones underlying our current knowledge database. Int J Cancer. 2015; 136: 2022.
2. Miller JFAP, Sadelain M. The journey from discoveries in fundamental immunology to cancer immunotherapy. Cancer Cell. 2015; 27: 439.
3. DeVita VT, Rosenberg SA. Two hundred years of cancer research. N Engl J Med. 2012; 366: 2207.
4. Lesterhuis WJ, et al. Cancer immunotherapy-revisted. Nat Rev Drug Discov. 2011; 10: 591.
5. Rosenberg SA, et al. Cancer immunotherapy: moving beyond current vaccines. Nat Med. 2004; 10: 909.
6. Kohler G, Milstein C. Continuous cultures of fused cells secreting antibody of predefined specificity. Nature. 1975; 256: 495.
7. Nauts HC, et al. The treatment of malignant tumors by bacterial toxins developed by the late William B. Coley, M. D., reviewed in the light of modern research. Cancer Res. 1946; 6: 205.
8. Coley WB. The treatment of inoperable sarcoma with the mixed toxins of erysipelas and bacillus prodigiosus. immediate and final results in one hundred and forty cases. JAMA. 1898; 31: 389.

参考書と引用文献

2. がん免疫療法とその考え方
3. 免疫療法の各論
① がん治療ワクチン
1. Liu XS, Mardis ER. Applications of immunogenomics to cancer. Cell. 2017; 168: 600.
2. Kumai T, et al. Peptide vaccines in cancer-old concept revisited. Curr Opin Immunol. 2017; 45: 1.
3. van der Burg SH, et al. Vaccines for established cancer: overcoming the challenges posed by immune evasion. Nat Rev Cancer. 2016; 16: 219.
4. Dammeijer F, et al. Efficacy of tumor vaccines and cellular immunotherapies in non-small-cell lung cancer: a systemic review and meta-analysis. J Clin Oncol. 2016; 34: 3204.
5. Vormehr M, et al. Mutanome directed cancer immunotherapy. Curr Opin Immunol. 2016; 39: 14.
6. Bassani-Sternberg M, Coukos G. Mass spectrometry-based antigen discovery for cancer immunotherapy. Curr Opin Immunol. 2016; 41: 9.
7. Türeci Ö, et al. Targeting the heterogeneity of cancer with individualized neoepitope vaccine. Clin Cancer Res. 2016; 22: 1885.
8. Srivastava PK. Neoepitopes of cancers: looking back, looking ahead. Cancer Immunol Res. 2015; 3: 969.
9. Schumacher TN, Schreiber RD. Neoantigens in cancer immunotherapy. Science. 2015; 348: 69.
10. Melief CM, et al. Therapeutic cancer vaccines. J Clin Invest. 2015; 125: 3401.
11. Gubin MM, et al. Tumor neoantigens: building a framework for personalized cancer immunotherapy. J Clin Invest. 2015; 125: 3413.
12. Wada H, et al. Vaccination with NY-ESO-1 overlapping peptides mixed with Picibanil OK-432 and Montanide ISA-51 in patients with cancers expressing NY-ESO-1 antigen. J Immunother. 2014; 37: 84.
13. Yadav M, et al. Predicting immunogenic tumour mutations by combining mass spectrometry and exome sequencing. Nature. 2014; 515: 572.
14. Kakimi K, et al. A phase I study of vaccination with NY-ESO-1f peptide mixed with Picibanil OK-432 and Montanide ISA-51 in patients with cancers expressing the NY-ESO-1 antigen. Int J Cancer. 2011; 129: 2836.

② 樹状細胞ワクチン
1. Bol KF, et al. dendritic cell-based immunotherapy: state of the art and beyond. Clin Cancer Res. 2016; 22: 1897.
2. Anguille S, et al. Clinical use of dendritic cells for cancer therapy. Lancet Oncol. 2014; 15: e257.

③ T細胞輸注療法
1. Vision A, Skitzki J. Technical considerations for generation of adoptively transferred T cells in cancer immunotherapy. Cancers (Basel). 2016; 8.
2. Fesnak AD, et al. Engineered T cells: the promise and challenges of cancer immunotherapy. Nat Rev Cancer. 2016; 16: 566.
3. Rosenberg SA, Restifo N. Adoptive cell transfer as personalized immunotherapy for hyman cancer. Scince. 2015; 348: 62.

a) TIL 療法
1. Rosenberg SA, Restifo N. Adoptive cell transfer as personalized immunotherapy for hyman cancer. Scince. 2015; 348: 62.
2. Tran E, et al. Cancer immunotherapy based on mutation-specific $CD4^+$ T cells in a patient with epithelial cancer. Science. 2014; 344: 641.
3. Lu YC, et al. Efficient identification of mutated cancer antigens recognized by T cells associated withdurable tumor regressions. Clin Cancer Res. 2014; 20: 3401.

b) TCR-T 細胞療法
1. Rapoport AP, Stadtmauer EA, Binder-Scholl GK, et al. NY-ESO-1-specific TCR-engineered T cells mediate sustained antigen-specific antitumor effects in myeloma. Nat Med. 2015; 21: 914.

c) CAR-T 細胞療法
1. Fesnak AD, et al. Engineered T cells: the promise and challenges of cancer immunotherapy. Nat Rev Cancer. 2016; 16: 566.
2. Frigault M, Maus MV. Chimeric antigen receptor-modified T cells strike back. Int Immunol. 2016; 28: 355.
3. Sadelain M. CAR therapy: the CD19 paradigm. J Clin Invest. 2015; 125: 3392.
4. Garfall AL, et al. Chimeric antigen receptor T cells against CD19 for multiple myeloma. N Engl J Med. 2015; 373: 1040.

④ Abscopal 効果と免疫放射線療法
1. Whiteside TL, et al. Emerging opportunities and challenges in cancer immunotherapy. Clin Cancer Res. 2016; 22: 1845.
2. Deloch L, et al. Modern radiotherapy concepts and the impact of radiation on immune activation. Front Oncol. 2016; 6: 1.
3. Park SS, et al. PD-1 restrains radiotherapy-induced Abscopal effect. Cancer Immunol Res. 2015; 3: 610.
4. Hiniker SM, et al. Predictors of clinical response to immunotherapy with or without radiotherapy. J Radiat Oncol. 2015; 4: 339.
5. Ahmed MM, et al. Harnessing the potential of radiation-inuced immune modulation for cancer therapy. Cancer Immunol Res. 2013; 1: 280.

⑤ がんの抗体療法
1. Ayyar BV, et al. Coming-of-age antibodies in cancer therapeutics. Trends Pharmacol Sci. 2016; 37: 1009.
2. Gül N, van Egmond. Antibody-dependent phagocytosis of tumor cells by macrophages: a potent effector mechanism of monoclonal antibody therapy of cancer. Cancer Res. 2015; 75: 5008.
3. Sliwkowski MX, Mellman I. Antibody therapeutics in cancer. Science. 2013; 341: 1192.
4. Scott AM, et al. Antibody therapy of cancer. Nat Rev Cancer. 2012; 12: 278.

4. 免疫チェックポイント阻害薬の基礎と臨床

1. Allison JP. Checkpoints. Cell. 2015; 162: 1202.
2. Buchbinder E, Hodi FS. Cttotoxic T lymphocyte antigen-4 and immune checkpoint blockade. J Clin Invst. 2015; 125: 3377.
3. Chen L, Han X. Anti-PD-1/PD-L1 therapy of human cancer: past, present, and future. J Clin Invst. 2015; 125: 3384.
4. Okazaki T, et al. A rheostat for immune responses: the unique properties of PD-1 and their advantages for clinical application. Nat Immunol. 2013; 14: 1212.
5. Topalian SL, et al. Safety, activity, and immune correlates of anti-PD-1 antibody in cancer. N Engl J Med. 2012; 366: 2443.
6. Hodi FS, et al. Improved survival with ipilimumab in patients with metastatic melanoma. N Engl J Med. 2010; 363: 711.
7. Brahmer JR, et al. Phase I study of single-agent anti-programmed death-1 (MDX-1106) in refractory solid tumors: safety, clinical activity, pharmacodynamics, and immunologic correlates. J Clin Oncol. 2010; 28: 3167.
8. Ishida Y, et al Induced expression of PD-1, a novel member of the immunoglobulin gene superfamily, upon programmed cell death. EMBO J. 1992; 11: 3887.

① 免疫寛容と免疫チェックポイント

1. Boussiontis VA. Molecular and biochemical aspects of the PD-1 checkpoint pathway. N Engl J Med. 2016; 375: 1767.
2. Okazaki T, et al. A rheostat for immune responses: the unique properties of PD-1 and their advantages for clinical application. Nat Immunol. 2013; 14: 1212.
3. Wherry EJ. T cell exhaustion. Nat Immunol. 2011; 6: 492.

② 免疫応答の共刺激因子と共抑制因子

1. Schildberg FA, et al. Coinhibitory pathways in the B7-CD28 ligand-receptor family. Immunity. 2016; 44: 955.
2. Ward-Kavanagh LK, et al. The TNF receptor superfamily in co-stimulating and co-inhibitory responses. Immunity. 2016; 44: 1005.
3. Zarour HM. Reversing T-cell dysfunction and exhaustion in cancer. Clin Cancer Res. 2016; 22: 1856.
4. Melero I, et al. Evolving synergistic combinations of targeted immunotherapies to combat cancer. Nat Rev Cancer. 2015; 15: 457.
5. Mahoney KM, et al Combination cancer immunotherapy and new immunomodulatory targets. Nat Rev Drug Discov. 2015; 14: 561.
6. Melero I, et al. Clinical development of immunostimulatory monoclonal antibodies and opportunities for combination. Clin Cancer Res. 2013; 19: 997.

③ がんにおける免疫チェックポイント分子

1. Boussiontis VA. Molecular and biochemical aspects of the PD-1 checkpoint pathway. N Engl J Med. 2016; 375: 1767.
2. Anderson AC, et al. Lag-3, Tim-3, and TIGIT: co-inhibitory receptors with specialized functions in immune regulation. Immunity. 2016; 44: 989.
3. Callahan MK, et al. Targeting T cell co-receptors for cancer therapy. Immunity. 2016; 44: 1069.
4. Schildberg FA, et al. Coinhibitory pathways in the B7-CD28 ligand-receptor family. Immunity. 2016; 44: 955.
5. Zarour HM. Reversing T-cell dysfunction and exhaustion in cancer. Clin Cancer Res. 2016; 22: 1856.
6. Buchbinder E, Hodi FS. Cttotoxic T lymphocyte antigen-4 and immune checkpoint blockade. J Clin Invst. 2015; 125: 3377.
7. Chen L, Han X. Anti-PD-1/PD-L1 therapy of human cancer: past, present, and future. J Clin Invst. 2015; 125: 3384.
8. Nguyen LT, Ohashi PS. Clinical blockade of PD1 and LAG-3 potential mechanisms of action. Nat Rev Immunol. 2015; 15: 45.
9. Okazaki T, et al. A rheostat for immune responses: the unique properties of PD-1 and their advantages for clinical application. Nat Immunol. 2013; 14: 1212.

④ 免疫チェックポイント分子の動態と階層性

1. Ansell SM. Nivolumab in the treatment of Hogikin lymphoma. Clin Cancer Res. 2017; 23: 1.
2. Anderson AC, et al. Lag-3, Tim-3, and TIGIT: co-inhibitory receptors with specialized functions in immune regulation. Immunity. 2016; 44: 989.
3. Kataoka K, et al. Aberrant *PD-L1* expression through 3'-UTR disruption in multiple cancers. Nature. 2016; 534: 402.
4. Boussiontis VA. Molecular and biochemical aspects of the PD-1 checkpoint pathway. N Engl J Med. 2016; 375: 1767.
5. Ansell SM, et al. PD-1 blockade with nivolumab in relapsed or refractory Hodgikin's lymphoma. N Engl J Med. 2015; 372: 311.
6. Matsushita H, et al. Cytotoxic T lymphocytes block tumor growth both by lytic activity and IFNγ-dependent cell-cycle arrest. Cancer Immunol Res. 2015; 3: 26.

⑤ 免疫チェックポイント療法の考え方

1. Lee CK, et al. Checkpoint inhibitors in metastatic *EGFR*-mutated non-small cell lung cancer—a meta-analysis. J Thorac Oncol. 2017; 12: 403.
2. Balar AV, et al. Atezolizumab as first-line treatment in cisplatin-ineligible patients with locally advanced and metastatic urothelial carcinoma: a single-arm, multi-center, phase 2 trial. Lancet. 2017; 389: 67.
3. Callahan MK, et al. Targeting T cell co-receptor for cancer therapy. Immunity. 2016; 44: 1069.
4. Fehrenbacher L, et al. Atezolizumab versus docetaxel for patients with previously treated non-small-cell lung cancer (POPLAR): a multicenter, open-label, phase 2 randomised controlled trial. Lancet. 2016; 387: 1837.
5. Ohue Y, et al. Survival of lung adenocarcinoma patients predicted from expression of PD-L1, galectin-9, and

XAGE1 (GAGED2a) on tumor cells and tumor-infiltrating T cells. Cancer Immunol Res. 2016; 4: 1049.
6. Weber JS, et al. Sequential administration of nivolumab and ipilimumab with a planned switch in patients with advanced melanoma (CheckMate 064): an open-label, randomised, phase 2 trial. Lancet Oncol. 2016; 17: 943.
7. Ferris RL, et al. Nivolumab for recurrent squamous-cell carcinoma of the head and neck. N Engl J Med. 2016; 375: 1856.
8. Seiwert T, et al. Safety and clinical activity of pembrolizumab for treatment of recurrent or metastatic squamous cell carcinoma of the head and neck (KEYNOTE-012): an ope-label, multicenter, phase 1b trial. Lancet Oncol. 2016; 17: 956.
9. Muro K, et al. Pembrolizumab for patients with PD-L1-positive advanced gastric cancer (KEYNOTE-012): a multicenter, open-label, phase 1b trial. Lancet Oncol. 2016; 17: 717.
10. Wang VE, et al. New strategies in esophageal carcinoma: translational insights from signaling pathways and immune checkpoints. Clin Cancer Res. 2016; 22: 4283.
11. Rosenberg J, et al. Atezolizumab in patients with locally advanced and metastatic urothelial carcinoma who have progressed following treatment with platinum-based chemotherapy: a single-arm, multicenter, phase 2 trial. Lancet. 2016; 387: 1909.
12. Gainor JF, et al. EGFR mutations and ALK rearrangements are associated with low response rates to PD-1 pathway blockade in non-small cell lung cancer: a retrospective analysis. Clin Cancer Res. 2016; 22: 4585.
13. Rizvi N, et al. Mutational landscape determines sensitivity to PD-1 blockade in non-small cell lung cancer. Science. 2015; 348: 124.
14. Sharma P, Allison JP. The future of immune checkpoint therapy. Science. 2015; 348: 56.
15. Buchbinder E, Hodi FS. Cttotoxic T lymphocyte antigen-4 and immune checkpoint blockade. J Clin Invst. 2015; 125: 3377.
16. Chen L, Han X. Anti-PD-1/PD-L1 therapy of human cancer: past, present, and future. J Clin Invst. 2015; 125: 3384.
17. Motzer RJ, et al. Nivolumab versus everolimus in advanced renal-cell carcinoma. N Engl J Med. 2015; 373: 1803.
18. Rooney MS, et al. Molecular and genetic properties of tumors associated with local immune cytolytic activity. Cell. 2015; 160: 48.
19. Gubin MM, et al. Checkpoint blockade cancer immunotherapy targets tumor-specific mutant antigens. Nature. 2014; 515: 577.
20. Tumeh PC, et al. PD-1 blockade induces responses by inhibiting adaptive immune resistance. Nature. 2014; 515: 568.
21. Herbst RS, et al. Predictive correlates of response to the anti-PD-L1 antibody MPDL3280A in cancer patients. Nature. 2014; 515: 563.
22. Tang DN, et al. Increased frequency of ICOS$^+$ CD4 T cells as a pharmacodynamics biomarker for anti-CTLA-4 therapy. Cancer Immunol Res. 2013; 1: 229.
23. Wherry EJ. T cell exhaustion. Nat Immunol. 2011; 6: 492.
24. Galon J, et al. Type, density, and location of immune cells within human colorectal tumors predict clinical outcome. Science. 2006; 313: 1960.

5. 免疫療法の効果と有害事象

1. Rittmeyer A, et al. Arezolizumab versus docetaxel in patients with previously treated non-small-cell lung cancer (OAK): a phase 3, open-label, multicenter randomized controlled trial. Lancet. 2017; 389: 255.
2. Callahan MK, et al. Targeting T cell co-receptor for cancer therapy. Immunity. 2016; 44: 1069.
3. Herbst RS, et al. Pembrolizumab versus docetaxel for previously treated, PD-L1-positive, advanced non-small-cell lung cancer (KEYNOTE-010): a randomized controlled trial. Lancet. 2016; 387: 1540.
4. Nishio M, et al. Multicentre phase II study of nivolumab in Japanese patients with advanced or recurrent non-squamous non-small cell lung cancer. ESMO Open. 2016; 1: e000108.
5. Brahmer J, et al. Nivolumab versus docetaxel in advanced squamous-cell non-small-cell lung cancer. N Engl J Med. 2015; 373: 123.
6. Borghaei H, eta l. Nivolumab versus docetaxel in advanced nonsquamous non-small-cell lung cancer. N Eng J Med. 2015; 373: 1627.
7. Wolchok JD, et al. Guidelines for the evaluation of immune therapy activity in solid tumors: immune-related response criteria. Clin Cancer Res. 2009; 15: 7412.

① 免疫療法の効果

1. Ribas A, et al. Association of pembrolizumab with tumor response and survival among patients with advanced melanoma. JAMA. 2016; 315: 1600.
2. Allison JP. Checkpoints. Cell. 2015; 162: 1202.
3. Mick R, Chen T. Statistical challenges in the design of late-stage cancer immunotherapy studies. Cancer Immunol Res. 2015; 3: 1292.
4. Hodi FS, et al. Improved survival with ipilimumab in patients with metastatic melanoma. N Engl J Med. 2010; 363: 711.

a) 免疫関連奏効パターン

1. Kurra V, et al. Pseudoprogression in cancer immunotherapy: rates, time course and patient outcomes. ASCO meeting, abt 3000, 2016.
2. Chiou VL, Burotto M. Pseudoprogression and immune-related response in solid tumors. J Clin Oncol. 2015; 33: 3541.
3. Hoos A, et al. Immune-related response criteria-capturing clinical activity in immune-oncology. Clin Cancer

Res. 2015; 21: 4989.
4. Hoos A. Evolusion of end points for cancer immunotherapy trials. Ann Oncol. 2012; 23: viii47.
5. Wolchok JD, et al. Guidelines for the evaluation of immune therapy activity in solid tumors: immune-related response criteria. Clin Cancer Res. 2009; 15: 7412.

b) 免疫療法の効果判定
1. Hodi FS, et al. Evaluation of immune-related response criteria and RECIST1.1 in patients with advanced melanoma treated with pembrolizumab. J Clin Oncol. 2016; 34: 1510.
2. Eisenhauer EA, et al New response criteria in solid tumours: revised RECIST guideline (version 1.1). Eur J Cancer. 2009; 45: 228.
3. Wolchok JD, et al. Guidelines for the evaluation of immune therapy activity in solid tumors: immune-related response criteria. Clin Cancer Res. 2009; 15: 7412.
4. WHO handbook for reporting results of cancer treatment. Geneva (Switzerland): World Health Organization Offset Publication No 48, 1979.

② 免疫療法の耐性因子と効果予測因子
1. Zhao X, Subramanian S. Intrinsic resistance of solid tumors to immune checkpoint blockade therapy. Cancer Res. 2017; 77: 817.
2. Whiteside TL, et al. Emerging opportunities and challenges in cancer immunotherapy. Clin Cancer Res. 2016; 22: 1845.
3. Ohue Y, et al. Survival of lung adenocarcinoma patients predicted from expression of PD-L1, galectin-9, and XAGE1 (GAGED2a) on tumor cells and tumor-infiltrating T cells. Cancer Immunol Res. 2016; 4: 1049.
4. Pitt JM, et al. Resistance mechanisms to immune-checkpoin blockade in cancer: tumor-intrinsic and-extrinsic factors. Immunity. 2016; 44: 1255.
5. Restifo NP, et al. Acquired resistance to immunotherapy and future challenges. Nat Rev Cancer. 2016; 16: 121.

a) がんの PD-L1 発現と TIL
1. Hirsh FR, et al. PD-L1 immunohistochemistry assays for lung cancer: results from phase 1 of the Blueprint PD-L1 IHC assay comparison project. J Thorac Oncol. 2017; 12: 208.
2. Hellmann MD, et al. Nivolumab plus ipilimumab as first-line treatment for advanced no-small-cell lung cancer (CheckMate 012): results of an open-label, phase 1, multicohort study. Lancet Oncol. 2017; 18: 31.
3. Mino-Kenudson M, et al. Programmed cell death lignd-1 (PD-L1) expression by immunohistochemistry: could it be predictive and/or prognostic in non-small cell lung cancer? Cancer Biol Med. 2016; 13: 157.
4. Reck M, et al. Pembrolizumab versus chemotherapy for PD-L1-positive non-small-cell lung cancer. N Engl J Med. 2016; 375: 1823.
5. Ohue Y, et al. Survival of lung adenocarcinoma patients predicted from expression of PD-L1, galectin-9, and XAGE1 (GAGED2a) on tumor cells and tumor-infiltrating T cells. Cancer Immunol Res. 2016; 4: 1049.
6. Teng MWL, et al. Classifying cancers based on T-cell infiltration and PD-L1. Cancer Res. 2015; 75: 2139.
7. Herbst RS, et al. Predictive correlates of response to the anti-PD-L1 antibody MPDL3280A in cancer patients. Nature. 2014; 515: 563.
8. Tumeh PC, et al. PD-1 blockade induces responses by inhibiting adaptive immune resistance. Nature. 2014; 515: 568.
9. Melero I, et al. T-cell and NK-cell infiltration into solid tumors: a key limiting factor for efficacious cancer immunotherapy. Cancer Discov. 2014; 4: 522.
10. Szol M, Chen L. Antagonist antibodies to PD-1 and B7-H1 (PD-L1) in the treatment of advanced numan cancer. Clin Cancer Res. 2013; 19: 1021.

b) がんイムノグラム
1. Blank C, et al. The "cancer immunogram". Science. 2016; 352: 658.
2. Riaz N, et al. The role of neoantigens in response to immune checkpoint blockade. Int Immunol. 2016; 28: 411.
3. Chabanon RM, et al. Mutational landscape and sensitivity to immune checkpoint blockers. Clin Cancer Res. 2016; 22: 4309.
4. Braun DA, et al. Genomic approaches to understanding response and resistance to immunotherapy. Clin Cancer Res. 2016; 22: 5642.
5. Vormehr M, et al. Mutanome directed cancer immunotherapy. Curr Opin Immunol. 2016; 39: 14.
6. McGranahan N, et al. Clonal neoantigens elicit T cell immunoreactivity and sensitivity to immune checkpoint blockade. Science. 2016; 351: 1463.
7. Spranger S, et al. Melanoma-intrinsic β-catenin signalling prevents anti-tumour immunity. Nature. 2015; 523: 231.
8. Schumacher TN, Schreiber RD. Neoantigens in cancer immunotherapy. Science. 2015; 348: 69.
9. Rooney MS, et al. Molecular and genetic properties of tumors associated with local immune cytolytic activity. Cell. 2015; 160: 48.
10. Rizvi N, et al. Mutational landscape determines sensitivity to PD-1 blockade in non-small cell lung cancer. Science. 2015; 348: 124.
11. Gubin MM, et al. Checkpoint blockade cancer immunotherapy targets tumor-specific mutant antigens. Nature. 2014; 515: 577.
12. Leone PL, et al. MHC class I antigen processing and presenting machinery: organization, function, and defects in tumor cells. J Natl Cancer Inst. 2013; 16: 1172.
13. Blum JS, et al. Pathway of antigen processing. Ann Rev Immunol. 2013; 31: 443.

c) その他の耐性因子
1. Koyama S, et al. Adaptive resistance to therapeutic PD-1

blockade is associated with upregulation of alterernative immune checkpoints. Nat Commun. 2016; 7: 10501.
2. Zaretsky JM, et al. Mutations associated with acquired resistance to PD-1 blockade in melanoma. N Engl J Med. 2016; 375: 819.
3. Gao J, et al. Loss of IFN-γ pathway genes in tumor cells as a mechanism of resistance to anti-CTLA-4 therapy. Cell. 2016; 167: 397.
4. Kataoka K, et al. Abberant PD-L1 expression through 3′-UTR distruption in multiple cancers. Nature. 2016; 534: 402.

③ 免疫療法の有害事象
1. Cousin S, Italiano A. Molecular pathways: immune checkpoint antibodies and their toxicities. Clin Cancer Res. 2016; 22: 4550.
2. Ward-Kavanagh LK, et al. The TNF receptor superfamily in co-stimulating and co-inhibitory responses. Immunity. 2016; 44: 1005.
3. Howell M, et al. Optimal management of immune-related toxicities associated with checkpoint inhibitors in lung cancer. Lung Cancer. 2015; 88: 117.
4. Postow MA. Managing immune checkpoint-blocking antibody side effects. Am Soc Clin Oncol Educ Book. 2015: 76.
5. Weber JS, et al. Toxicities of immunotherapy for the practitioner. J Clin Oncol. 2015; 33: 2092.
6. Postow MA. The ABCs of cancer immunotherapy-managing immune checkpoint-blocking antibody side effects. Am Soc Clin Oncol Educ Book. 2015: 76.
7. Kurose K, et al. Phase Ia study of FoxP3+ CD4 Treg depletion by infusion of a humanized anti-CCR4 antibody, KW-0761, in cancer patients. Clin Cancer Res. 2015; 21: 4327.
8. Larkin J, et al. Combined nivolumab and ipilimumab or monotherapy in untreated melanoma. N Engl J Med. 2015; 37: 23.
9. Gangadhar TC, Vonderheide RH. Mitigating the toxic effects of anticancer immunotherapy. Nat Rev Clin Oncol. 2014; 11: 91.
10. Khera N. Reporting and grading financial toxicity. J Clin Oncol. 2014; 29: 3337.
11. Chow LQM. Exploring novel immune-related toxicities and endpoints with immune-checkpoint inhibitors in non-small cell lung cancer. Am Soc Clin Oncol Educ Book. 2013: e280.
12. Weber JS, et al. Management of immune-related adverse events and kinetics of response with ipilimumab. J Clin Oncol. 2012; 30: 2691.
13. Ibrahim R, et al. Ipilimumab safety profile: summary of findings from completed trials in advanced melanomas. J Clin Oncol. 2011; 29: abst # 8583.

c) 免疫チェックポイント阻害薬による間質性肺炎，稀な有害事象
1. Naidoo J, et al. Pneumonitis in patients treated with anti-programmed death-1/programmed death ligand 1 therapy. J Clin Oncol. 2017; 35: 709.
2. Nishio M, et al. Incidence of programmed cell death 1 inhibitor-related pneumonitis in patients with advanced cancer—a systemic review and meta-analysis. JAMA Oncol. 2016; 2: 1607.
3. Nishio M, et al. PD-1 inhibitor-related pneumonitis in advanced cancer patients: radiographic patterns and clinical course. Clin Cancer Res. 2016; 22: 6051.
4. Johnson DB, et al. Fuluminant myocarditis with combination immune checkpoint blockade. N Engl J Med. 2016; 375: 1749.
5. Maleissye M, et al. Pembrolizumab-induced demyelinating polyradiculoneuropathy. N Engl J Med. 2016; 375: 296.
6. Nair R, et al. Immunotherapy-associated hemolytic anemia with pure red-cell aplasia. N Engl J Med. 2016; 374: 1096.
7. Xiao Y, et al. RGMb is a novel binding partner for PD-L2 and its engagement with PD-L2 promotes respiratory tolerance. J Exp Med. 2014; 211: 943.

6. 免疫解析法と免疫モニタリング
1. Teng MWL, et al. Checkpoint immunotherapy: picking a winner. Cancer Discov. 2016; 6: 818.
2. Chen P-L, et al. Analysis of immune signatures in longitudinal tumor samples yields insight into biomarkers of response and mechanisms of resistance to immune checkpoint blockade. Cancer Discov. 2016; 6: 827.
3. Kurose K, et al. Phase Ia study of FoxP3+ CD4 Treg depletion by infusion of a humanized anti-CCR4 antibody, KW-0761, in cancer ptients. Clin Cancer Res. 2015; 21: 4327.
4. Das R, et al. Combination therapy with anti-CTLA-4 and anti-PD-1 leads to distinct immunologic changes in vivo. J Immunol. 2015; 194: 950.
5. Hegde PS, et al. The where, the when, and the how of immune monitoring for cancer immunotherapies in the era of checkpoint inihibition. Clin Cancer Res. 2016; 22: 1865.
6. Wargo JA, et al. Monitoring immune responses in the tumor. Curr Opin Immunol. 2016; 41: 23.
7. Wada H, et al. Vaccination with NY-ESO-1 overlapping peptides mixed with Picibanil OK-432 and Montanide ISA-51 in patients with cancers expressing NY-ESO-1 antigen. J Immunother. 2014; 37: 84.
8. Keilholz U, et al. Immune monitoring of T cell rsponses in cancer vaccine development. Clin Cancer Res. 2006; 12: 2346s.

7. 併用免疫療法と複合がん免疫療法
1. Zarour HM. Reversing T-cell dysfunction and exhaustion in cancer. Clin Cancer Res. 2016; 22: 1856.
2. Whiteside TL, et al. Emerging opportunities and challenges in cancer immunotherapy. Clin Cancer Res. 2016; 22: 1845.
3. Hellmann MD, et al. Combinatorial cancer immunotherapy. Adv Immunol. 2016; 130: 251.
4. Sharma P, Allison JP. The future of immune checkpoint therapy. Science. 2015; 348: 56.

5. Postow MA, et al. Nivolumab and ipilimumab versus ipilimumab in untreated melanoma. N Engl J Med. 2015; 372: 2006.
6. Chen DS, Mellman I. Oncology meets immunology: the cancer-immunity cycle. Immunity. 2013; 39: 1.

① 従来療法との併用

1. Langer CJ, et al. Carboplatin and pemetrexed with or without pembrolizumab for advanced, non-squamous non-small-cell lung cancer: a randomised, phase 2 cohort of the open-label KEYNOTE-021 study. Lancet Oncol. 2016; 17: 1497.
2. Rizvi NA, et al. Nivolumab in combination with platinum-based doublet chemotherapy for first-line treatment of advanced non-small-cell lung cancer. J Clin Oncol. 2016; 34: 2969.
3. Hellmann MD, et al. Combinatorial cancer immunotherapy. Adv Immunol. 2016; 130: 251.
4. Kaneda M, et al. PI3Kγ is a molecular switch that controls immune suppression. Nature. 2016; 539: 437.
5. Ebert PJR, et al. MAP kinase inhibition promotes T cell and anti-tumor activity in combination with PD-L1 checkpoint blockade. Immunity. 2016; 44: 609.
6. Pfirschke C, et al. Immunogenic chemotherapy sensitizes tumors to checkpoint blockade therapy. Immunity. 2016; 44: 343.
7. Zhang H, et al. Interleukin-10: an immune-activating cytokine in cancer immunotherapy. J Clin Oncol. 2016; 29: 3576.
8. Naing A, et al. Safety, antitumor activity, and immune activation of pegylated recombinant human interleukin-10 (AM0010) in patients with advanced solid tumors. J Clin Oncol. 2016; 29: 3562.
9. Liu L, et al. The BRAF and MEK inhibitors Darafenib and Trametinib: effects on immune function and in combination with immunomodulatory antibodies targeting PD-1, PD-L1, and CTLA-4. Clin Cancer Res. 2015; 21: 1639.

② 複合がん免疫療法

a) 複数の免疫チェックポイント阻害薬の併用

1. Whiteside TL, et al. Emerging opportunities and challenges in cancer immunotherapy. Clin Cancer Res. 2016; 22: 1845.
2. Hellmann MD, et al. Combinatorial cancer immunotherapy. Adv Immunol. 2016; 130: 251.
3. Hodi FS, et al. Combined nivolumab and ipilimumab versus ipilimumab alone in patients with advanced melanoma: 2-year overall survival outcomes in a multicenter, randomized, controlled, phase 2 trial. Lancet Oncol. 2016; 17: 1558.
4. Weber JS, et al. Sequential administration of nivolumab and ipilimumab with a planned switch in patients with advanced melanoma (CheckMate 064): an open-label, randomized, phase 2 trial. Lancet Oncol. 2016; 17: 943.
5. Antonia S, et al. Safety and antitumor activity of durvalumab plus tremelimumab in non-small-cell lung cancer: a multicenter, phase 1b study. Lancet Oncol. 2016; 17: 299.
6. Sharma P, Allison JP. The future of immune checkpoint therapy. Science. 2015; 348: 56.
7. Melero I, et al. Evolving synergistic combinations of targeted immunotherapies to combat cancer. Nat Rev Cancer. 2015; 15: 457.
8. Postow MA, et al. Nivolumab and ipilimumab versus ipilimumab in untreated melanoma. N Engl J Med. 2015; 372: 2006.
9. Larkin J, et al. Combined nivolumab and ipilimumab or monotherapy in untreated melanoma. N Engl J Med. 2015; 373: 23.

b) 共刺激分子のアゴニスト抗体との併用

1. Whiteside TL, et al. Emerging opportunities and challenges in cancer immunotherapy. Clin Cancer Res. 2016; 22: 1845.
2. Hellmann MD, et al. Combinatorial cancer immunotherapy. Adv Immunol. 2016; 130: 251.
3. Ward-Kavanagh LK, et al. The TNF receptor superfamily in co-stimulating and co-inhibitory responses. Immunity. 2016; 44: 1005.
4. Berraondo P, et al. Immunostimulatory monoclonal antibodies and immunomodulation: harvesting the crop. Cancer Res. 2016; 76: 2863.
5. Lesokhin AM, et al. On being less tolerant: enhanced cancer immunosurveillance enabled by targeting checkpoints and agonista of T cell activation. Sci Transl Med. 2015; 7: 280sr1.
6. Mahoney KM, et al Combination cancer immunotherapy and new immunomodulatory targets. Nat Rev Drug Discov. 2015; 14: 561.
7. Melero I, et al. Clinical development of immunostimulatory monoclonal antibodies and opportunities for combination. Clin Cancer Res. 2013; 19: 997.

c) 代謝酵素薬との併用

1. Chamoto K, et al. Mitochondrial activation chemicals synergize with surface receptor PD-1 blockade for T-cell-dependent antitumor activity. Proc Natl Acad Sci U S A. 2017; 114: E761.
2. Bettencourt I, Powell JD. Targeting metabolism as a novel therapeutic approach to autoimmunity, inflammation, and transplantation. J Immunol. 2017; 198: 999.
3. Chang C-H, Pearce E. Emerging concepts of T cell metabolism as a target of immunotherapy. Nat Immunol. 2016; 17: 364.
4. Hellmann MD, et al. Combinatorial cancer immunotherapy. Adv Immunol. 2016; 130: 251.
5. Scharping NE, et al. Efficacy of PD-1 blockade in potentiated by metformin-induced reduction of tumor hypoxia. Cancer Immunol Res. 2016; 5: 9.
6. Eikawa S, et al. Immune-mediated antitumor effect by type 2 diabetes drug, metformin. Proc Natl Acad Sci U S A. 2015; 112: 1809.
7. Zhai L, et al. Molecular pathways: targeting IDO1 and other tryptophan dioxygenases for cancer immunothera-

py. Clin Cancer Res. 2015; 21: 5427.
8. Vacchelli E, et al. Trial watch: IDO inhibitors in cancer therapy. OncoImmunol. 2014; 3: e957994.

d) その他のT細胞以外を標的とした薬剤
1. Tran E, et al. 'Final common pathway' of human cancer immunotherapy: targeting random somatic mutations. Nature Immunol. 2017; 18: 255.
2. Whiteside TL, et al. Emerging opportunities and challenges in cancer immunotherapy. Clin Cancer Res. 2016; 22: 1845.
3. Zarour HM. Reversing T-cell dysfunction and exhaustion in cancer. Clin Cancer Res. 2016; 22: 1856.

索 引

あ

アイソタイプ	28, 39
アゴニスト抗体	112, 148
アジュバント	97
アナジー	47
アフィニティ成熟	37
アルギナーゼ1	87
アロタイプ	3, 28, 42

い

I型インターフェロン	10
一次応答	38
一次リンパ組織	5
イディオタイプ	42
イムノーム解析	142

え

液性免疫	36
エピトープ	26
エフェクターB細胞	20
エフェクターT細胞	15
エフェクター機構	3

お

オプソニン	44
オプソニン化	44
オリゴペプチド	25

か

化学伝達物質	8
獲得耐性	125
獲得免疫	22
活性化誘導デアミナーゼ	39
可変領域	29, 42
がんイムノグラム	131
がん関連線維芽細胞	80
がん抗原	62
幹細胞様メモリーT細胞	32
がん精巣遺伝子	65
がん精巣抗原	62, 65, 66
がん治療ワクチン	99
がん免疫サイクル	145
がん免疫編集	78

き

記憶B細胞	20
記憶T細胞	15
記憶応答	3
偽進行	121
起動相	9, 27, 110
キヌレニン	89
共刺激分子	9, 24, 111
共受容体	29
共有抗原	97
共抑制分子	33, 111
キラーT細胞	15
ギラン・バレー症候群	53
近交系マウス	90

く

組換え活性化遺伝子 RAG	29, 52
クラス転換	39
グランザイムB	74

け

軽鎖	41
形質細胞	20
形質細胞様樹状細胞	10
結合力	29
結晶性フラグメント	44
決定基	26
ケモカイン	7

こ

抗IL-6抗体	105
抗NY-ESO-1抗体	76
抗XAGE1抗体	76
好塩基球	8
効果B細胞	20
効果T細胞	15
効果相	9
抗原	2, 25
抗原拡散	53, 146
抗原結合性フラグメント	44
抗原決定基	26
抗原受容体	28
抗原提示細胞	9
抗原認識	27
抗原ペプチド	25
交差刺激	10, 27, 73
交差提示	10, 27, 73
好酸球	8
恒常性	1
抗体	41
抗体依存性細胞傷害	13, 43
抗体依存性細胞傷害活性	106
抗体依存性細胞貪食作用	106
抗体産生	38
抗体薬物複合体	107
抗体療法	106
抗体レパトア	41
好中球	7
骨髄由来抑制細胞	72
古典的活性化	7
混合効果	121

さ

再構築	78, 120
サイトカイン	7
サイトカインストーム	134
サイトカイン放出症候群	98, 134
細胞傷害顆粒	11
細胞傷害性T細胞	15, 16, 74
細胞傷害性タンパク質	35
三次リンパ組織	6, 76

し

シグナル1	24, 32, 73, 109
シグナル2	24, 32, 73, 109
シグナル3	24, 33, 109
自己寛容	3, 17, 46
自己抗原	2
自己抗体	52
自己反応性T細胞	109
自己反応性リンパ球	46
自己免疫	46, 52
自己免疫疾患	46
自己免疫制御因子	47

索 引

自己免疫性リンパ増殖症候群　53
死シグナル　146
自然抗体　38
自然耐性　125
自然免疫　22, 23
自然リンパ球　20
自然リンパ球様細胞　20
重鎖　39, 41
修復遺伝子　66
樹状細胞　9, 73
種痘　55, 151
受動免疫療法　98
腫瘍炎症　60, 80
腫瘍間質　80
腫瘍関連抗原　62
腫瘍関連マクロファージ　8, 71
腫瘍浸潤リンパ球　102
主要組織適合遺伝子複合体　3, 27
受容体編集　52
腫瘍特異抗原　62
腫瘍微小環境　75
腫瘍免疫微小環境　60
新生エピトープ　67, 101
新生抗原　62, 67, 100
親和性　28

せ

制御性 B 細胞　20, 49
制御性 T 細胞　16, 49
成熟樹状細胞　10, 73
正の選択　3, 13

た

代謝酵素薬　150
代謝の再構築　86
代謝疲弊　86
代替的活性化　8
多価抗原　27
多形核細胞系 MDSC　72
多型性　27
多腺性自己免疫症候群　47, 53
多腺性内分泌不全　53
多能性造血幹細胞　5
単球　7
単球系 MDSC　72
淡明細胞がん　84

ち

中枢性寛容　46

つ

通常型樹状細胞　10, 73

て

低酸素誘導転写因子　87
定常領域　29, 42
適応免疫　22, 24
テトラマーアッセイ　101

と

逃避相　78
トランスクリプトーム解析　81, 142
トリプトファン　89
貪食細胞　4, 7

な

ナイーブ B 細胞　20, 38
ナイーブ CD4$^+$T 細胞　33
ナイーブ T 細胞　15

に

II 型インターフェロン　12
二次応答　38
二次リンパ組織　6
乳酸　87

の

能動免疫療法　98

は

パーフォリン　74
排除相　78
胚中心　38
胚中心反応　37
パターン認識受容体　25

ひ

ヒト白血球抗原複合体　3
疲弊分子　50
疲弊マーカー　50
肥満細胞　8
ピルビン酸　86

ふ

不応答　32, 47, 48, 52, 109
複合がん免疫療法　147
負の選択　3, 13, 47

プロスタグランジン　89
分子相同性　54
分泌型　41

へ

平衡相　78
併用免疫療法　146
ベザフィブラート　150
ペプチド　25
ペプチドワクチン　100
ヘルパー T 細胞　15
変異タンパク質　66
変異ペプチド　62
辺縁帯 B 細胞　20, 36, 39

ほ

補体依存性細胞傷害　43, 45
補体依存性細胞傷害活性　106
ポリペプチド　25

ま

マイクロサテライト不安定性　85
膜結合型　41
マクロファージ　7
マスサイトメトリー　81
末梢性寛容　46, 109
魔法の弾丸　107

み

未熟な樹状細胞　10
ミトコンドリア　86

め

メチルコラントレン　61
メトホルミン　150
メモリー B 細胞　20
メモリー T 細胞　15
メラノーマ抗原遺伝子　62
免疫　2
免疫応答誘導性細胞死　146
免疫隔離　47
免疫監視理論　61
免疫寛容　10, 46, 109
免疫寛容誘導性樹状細胞　73
免疫関連遺伝子　81, 142
免疫関連奏効パターン　119, 120
免疫関連奏効判定規準　121
免疫関連有害事象　133
免疫記憶　2

免疫グロブリン	19, 36, 41
免疫恒常性	17
免疫シナプス	34
免疫スコア	80, 85
免疫代謝	86, 149
免疫チェックポイント	46, 49, 109
免疫チェックポイント療法	109
免疫調整	133
免疫調節薬	150
免疫反応	2, 46
免疫放射線療法	106, 147
免疫モニタリング	80, 142
免疫優性エピトープ	26
免疫療法の効果判定	125

ゆ

誘導型一酸化窒素合成酵素	87
輸注反応	134

よ

抑制遺伝子 VHL	84
抑制性サイトカイン	49

ら

ランゲルハンス細胞	9

り

リンパ球再循環	6
リンパ球レパトア	3
リンパ組織	5
リンホトキシン	10

れ

レパトア選択	29

ろ

濾胞樹状細胞	10
濾胞ヘルパーT細胞	37

A

α-GalCer	18, 70
α-ガラクトシルセラミド	18
$\alpha\beta$ 型	14
$\alpha\beta$ 型 T 細胞	14
abatacept	112
abscopal 効果	105
activation-induced cell death	48
active immunotherapy	98
adaptive immunity	22, 24
adaptive resistance	125
ADC (antibody drug conjugate)	107
ADCC (antibody-dependent cellular cytotoxicity)	13, 43, 76, 106
ADCP (antibody-dependent cellular phagocytosis)	106
affinity	28
affinity maturation	37, 43
AID (activation-induced deaminase)	39
AIRE (autoimmune regulator)	47
AIRE 遺伝子変異	53
allotype	3, 28, 42
ALPS (autoimmune lymphoproliferative syndrome)	53
alternative activation	8
anergy	32, 47, 48, 52, 109
antibody	41
antibody repertoire	41
antibody therapy	106
antigen	2
antigen spreading	53, 146
antigenic determinant	26
APC (antigen-presenting cell)	9
APS1 (autoimmune polyendocrine syndrome type 1)	47, 53
arginase-1	87
autoimmune antibody	52
autoimmune disease	46
autoimmunity	46
autoreactive T cell	109
autoreactive/self-reactive	46
avidity	29

B

B 細胞	19
B 細胞受容体	19, 76
B 細胞受容体複合体	20
B 細胞の免疫応答	36
B リンパ球	19
B1 細胞	20, 36, 39
B7-CD28 スーパーファミリー	111, 112
basophil	8
4-1BB (CD137)	149
BCR (B cell receptor)	19, 76
BCR complex	20
BCR-ABL	67
BiTE (bispecific T cell engager)	107
breakpoint peptide	62
Breg (regulatory B cell)	20, 49
BRM (biological response modifier)	95

C

C 領域	29, 42
CAF (cancer-associated fibroblast)	80
cancer immunoediting	78
cancer immunogram	131
cancer/testis antigen (CTA)	62, 65
cancer testis gene	66
cancer-immunity cycle	145
CAR-T 細胞	102
CAR-T 細胞療法	104
CAR (chimeric antigen receptor-modified T cell)	102
CCL2	71
CCL17	27
CCL21	27
CCL22	71
CCR2	71
CCR4	71
CCR7	27, 73, 74
CD3 分子	14
CD4$^+$T 細胞	33
CD8$^+$T 細胞	34
CD16	12
CD19	20
CD25 (IL-2Rα)	17, 49, 75
CD28 ファミリー	51
CD40	33, 37
CD40L (CD154)	33, 37
CD40-B 細胞	76
CD45RO	80
CD56	12
CD62L	74, 77
CD69	33
CD112	115
CD141	10
CD152	51
CD155	115
CD161	11
CD226	115
CD279	51

索 引

CDC (complement-dependent cytotoxicity)	43, 45, 76, 106
cDC (conventional/classical DC)	10
CD分類 (cluster of differentiation)	5
central memory T cell	15, 32
central tolerance	46
chemical mediator	8
class/isotype switching	39
classical activation	7
clonal expansion	4
clonal selection	4
co-inhibitor	33
co-inhibitory molecule	111
co-receptor	29
co-stimulator	9
co-stimulatory molecule	111
cold tumor	79, 83, 118
Coley, William	95
Coley's toxins	95
combination immunotherapies	147
combined immunotherapy	146
constant region	29
conventional DC	73
COX2 (cyclooxygenese-2)	89
cross-presentation	10, 27, 73
cross-priming	10, 27, 73
CRS (cytokine release syndrome)	98, 134
CSF-1	71
CSF-1R	71
CT遺伝子	65, 66
CTA (cancer/testis antigen)	62, 65, 66
CTL (cytotoxic T lymphocyte)	15, 16, 74
CTLA-4	47, 51, 113
CXCL9	69, 79
CXCL10	69, 80
CXCL11	69, 80
CXCR3	69, 74, 80
cytokine storm	134
cytotoxin	11, 35

D

DAMPs	25
danger signal	146
DC (dendritic cell)	9, 73

delayed clinical effect/response	119
determinant	26
dominant neoepitope	67
driver mutation	67
drugable mutation	67

E

effector B cell	20
effector mechanism	3
effector memory	15
effector memory T cell	32
effector phase	9
effector T cell	15
elimination phase	78
eosinophil	8
epitope	26
epitope spreading	53
equilibrium phase	78
escape phase	78
exhaustion marker	50
exhaustion molecule	50

F

Fab (fragment antigen binding)	44
Fas	74
FasL (Fas ligand)	35
Fc (fragment crystallizable)	44
Fc受容体	12, 44
Fc領域	44
FcγRⅢA	12, 106
fDC (follicular DC)	10
FoxP3	80
FoxP3遺伝子	17
FoxP3遺伝子変異	53

G

γδ型	14
γδ型T細胞	18, 70
germinal center	38
germinal center reaction	37
GITR (glucocorticoid-induced TNFR-related protein)	148
granzyme B	74
Gross, Ludwik	60

H

H鎖 (heavy chain)	39, 41
haplotype	27

helper T cell	15
hierarchy	50
HIF	84
HIF-1 (hypoxia-inducible transcription factor-1)	87
HLA-A*2402	28
HLA (human leukocyte antigen complex)	3
HLAハプロタイプ	27
Hodgkinリンパ腫	116
homeostasis	1
homeostatic resistance	125
hot tumor	79, 83, 117, 118
HSC (hematopoietic stem cell)	5

I

idiotype	42
IDO1 (indoleamine 2,3-dioxygenase 1)	89, 149
IFN-α	10
IFN-β	10
IFN-γ	12
Ig (immunoglobulin)	36, 41
IgA	42
IgA1	42
IgA2	42
IgD	42
IgE	42
IgG	42
IgG1	42
IgG2	42
IgG3	42
IgG4	42
IgM	36, 42
IL-4	40
IL-5	40
IL-12	12
IL-15	12
IL-21	37
IL-35	75
ILC (innate lymphoid cell)	20
immature DC	10
immune checkpoint	46, 49, 109
immune checkpoint therapy	109
immune dysregulation	53
immune homeostasis	17
immune metabolism	149
immune modulation	133
immune monitoring	142

索 引

immune privilege	47	
immune reaction	2	
immune signature	81, 142	
immune synapse	35	
immune-related response pattern	119, 120	
immunity	2	
immunodominant epitope	26	
immunodominant peptide	26	
immunogenic cell death	146	
immunoglobulin	19	
immunologic tolerance	109	
immunological memory	2	
immunological tolerance	10, 46	
immunometabolism	86	
immunomodulation	80, 97, 116	
immunomodulatory drug	100, 150	
immunoradiotherapy	106, 147	
immunoscore	80, 85	
inbred mouse	90	
inflamed tumor	117	
infusion reaction	134	
inhibitory cytokines	49	
innate immunity	22, 23	
innate lymphocyte	21	
iNOS	72, 87	
intrinsic resistance	125	
IPEX 症候群	53	
irAE (immune-related adverse event)	133	
irRC (immune-related response criteria)	121	
isotype	28	

J

Jenner, Edward	55

K

killer T cell	15
KIR	13
Kreb cycle	86
kynurenine	89

L

L鎖 (light chain)	41
L-セレクチン	74
lactate	87
LAG-3 (lymphocyte activation gene-3)	114
LAK (lymphokine-activated killer cell)	95
Langerhans cell	9
Lathrop, Abbie	90
licensing	33
Loeb, Leo	60
LT (lymphotoxin)	10
lymphocyte recirculation	6
lymphocyte repertoire	3
lymphoid tissue	5

M

M-MDSC	72
M1 マクロファージ	8, 70
M2 マクロファージ	8, 70
macrophage	7
MAGE (melanoma-associated antigen)	62, 65
MAGE-1 遺伝子	62
MAGE-A1	64
MAGE-A3	64
magic bullet	107
major antigen	97
marginal-zone B cell	20
mass-cytometry	81
mast cell	8
mature DC	10, 73
MCA (methylcholanthrene)	61
MDSC (myeloid-derived suppressor cell)	72
memory B cell	20
memory response	4
memory T cell	15
metabolic exhaustion	86
metabolic modulator	145, 150
metabolic reprogramming	86
MHC (major histocompatibility complex)	3, 27
MHC クラスI分子	3, 27
MHC クラスII分子	3, 27
MHC 拘束性	27
MIC 糖タンパク質	12, 69
minor antigen	97
mixed response	121
MMR (mismatch repair)	66, 85
mogamulizumab	106
molecular mimicry	54
monocyte	7
MSI (microsatellite instable)	85
MSS (microsatellite stable)	85
mTOR (mammalian target of rapamycin)	89
mutanome	66
mutant peptide	62

N

naïve T cell	15
natural antibody	38
natural killer T cell	18
natural killer 細胞	11
negative selection	3, 13, 46, 47
neoantigen	62, 67, 100
neoantigen-specific	67
neoepitope	67, 101
neoepitope-reactive T cell	67
neutrophil	7
NK 細胞	11, 69
NKG2D (natural-killer group 2, member D)	12, 69
NKT 細胞	18, 70
non-synonymous mutation	67
NY-ESO-1	62, 64, 66

O

off-target 効果	53, 134
off-the-self 製剤	105
on-target 効果	53, 134
oncogenic driver mutation	67
oncogenic expression	116
opsonin	44
opsonization	44
OX40 (CD134/TNFR-SF4)	148
OX40 アゴニスト	148

P

PAMPs	25
passenger mutation	62, 66
passive immunotherapy	98
PD-1 (programmed-cell death-1)	47, 51, 114
PD-L1	47
PD-L2	114
pDC (plasmacytoid DC)	10
perforin	74
PG (prostaglandin)	89
phagocyte	4, 7
PI3K-Akt 経路	116

索引

plasma cell		20
PMN-MDSC		72
polyvalent antigen		27
Pompe van Meerdervoort		151
positive selection		3, 13
primary response		38
priming phase		9, 27, 110
processing		9, 73
professional APC		9
PRR (pattern recognition receptor)		25
pseudoprogression		121
pTreg (peripheral Treg)		17
pyruvate		86

R

RAG2 欠損マウス	78
RAG (recombination activating gene)	31
receptor editing	52
ROS	72

S

secondary response	38
self antigen	2
self-tolerance	3, 17, 46, 109
shared antigen	62, 97
Sipuleucel-T	102
SITC	85
split immune tolerance	64
SSX	64
stem cell-like memory	32
subdominant neoepitope	68

T

T 細胞	13
T 細胞依存性応答	37, 38
T 細胞受容体	13, 29
T 細胞受容体遺伝子導入 T 細胞	102
T 細胞受容体多様性解析	142
T 細胞受容体複合体	14
T 細胞の免疫応答	32
T 細胞非依存性応答	37
T 細胞非依存性の抗体応答	38
T 細胞レパトア解析	142
T リンパ球	13
T-bet	34
T-dependent response	37
T-independent response	37
TAA (tumor-associated antigen)	62
TAM (tumor-associated macrophage)	8, 71
tandem minigene	101
TCA サイクル	86
TCR (T cell receptor)	13
TCR complex	14
TCR-T 細胞	102
TCR-T 細胞療法	103
tetramer assay	101
Tfh 細胞	37
TGF-β (transforming growth factor-β)	49
Th1 サイトカイン	34, 70
Th1 細胞	34, 75
Th2 細胞	34, 75
therapeutic cancer vaccine	99
thymic tolerance	47, 63
Th 細胞	15
TIGIT (T cell immunoglobulin and ITIM domain)	115
TIL (tumor-infiltrating lymphocyte)	95, 102
TIL 療法	102
TIM-3 (T cell immunoglobulin and mucin domain 3)	115
TLR (Toll-like receptor)	9, 23, 73
TLS (tertiary lymphoid structures)	6, 76
TME reprogramming	80
TNF-α (tumor necrosis factor-α)	23
TNF-SF (TNF superfamily)	112
TNFR-SF (TNF receptor superfamily)	111, 112
TNF 受容体スーパーファミリー	112
tocilizumab	105
tolerogenic DC	73
Toll 様受容体	9, 23, 73
TRAIL	35, 74
transcriptomic analysis	81
Treg (regulatory T cell)	16, 49
TSA (tumor-specific antigen)	62
tTreg (thymic/natural Treg)	17
tumor stroma	80

U

urelumab	149

V

V 領域 (variable region)	29, 42
Virchow, Rudolf	60

W

Warburg, Otto	86
Warburg 効果	87

X

XAGE1	62, 64

■著者紹介

岡 三喜男（おか・みきお）

1979 年： 佐賀県立武雄高等学校から長崎大学医学部卒業
　　　　 臨床と基礎の両立をめざして臨床研修：内科学第二講座（故，原耕平教授に師事），長崎市立市民病院（故，中野正心部長に師事），長崎県離島医療圏組合五島中央病院，高知県立西南病院（現：高知県立幡多けんみん病院）に総合内科医として勤務し，へき地医療にも従事
1991 年： 米国国立癌研究所（NCI, NIH）内科治療部門へ留学
　　　　 臨床と基礎の融合をめざして，がん薬剤耐性の分子機構の研究に従事
1995 年： 長崎胸部腫瘍研究グループ（NTOG, Nagasaki Thoracic Oncology Group）を結成
　　　　 臨床研究と基礎研究を同時に平行して推進
2004 年： 川崎医科大学呼吸器内科学 主任教授
2005 年： 未来を展望して研究分野を免疫腫瘍学へ転換
　　　　 臨床と基礎を融合した免疫学的解析と新規の分子がん免疫療法の開発を始動
〜現 在： 毎日の外来診療を基本に，ひとりで医学生を指導しながら，肺聴診学の会得，肺がん化学療法と免疫療法，臨床検体の免疫学的な解析に精力的に取り組んでいる．

［姉妹書］「読んで視て病態がわかる肺聴診学」，金原出版，東京，2014
［趣　味］ジム・トレーニング，医学史，水彩描画，日本画鑑賞，茶碗鑑賞，Mac 愛好家

川崎医科大学呼吸器内科ホームページ　http://www.kawasaki-m.ac.jp/resp/

読んで見てわかる免疫腫瘍学　ⓒ

| 発　行 | 2017 年 4 月 25 日　1 版 1 刷 |
| | 2017 年 6 月 25 日　1 版 2 刷 |

著　者　岡　三喜男

発行者　株式会社　中外医学社
　　　　代表取締役　青木　滋
　　　　〒162-0805 東京都新宿区矢来町62
　　　　電　話　　　（03）3268-2701（代）
　　　　振替口座　　00190-1-98814 番

印刷・製本／三報社印刷（株）　〈MM・KN〉
ISBN 978-4-498-02264-5　　Printed in Japan

JCOPY ＜(社)出版者著作権管理機構 委託出版物＞

本書の無断複写は著作権法上での例外を除き禁じられています．複写される場合は，そのつど事前に，(社)出版者著作権管理機構（電話 03-3513-6969，FAX 03-3513-6979, e-mail: info@jcopy.or.jp）の許諾を得てください．